究極の菌糸体エキス
4-アセチルアントロキノノールB

がんを治した人たちが標準治療を受けながらしたこと

医学博士 周東寛 監修

まえがき

台湾のベニクスノキタケについては知っていたのですが、本を一冊書くまでになったのは、ユー・ミン・ツェン博士の論文を読んだからです。ユー・ミン・ツェン博士は、生化学工学の研究者であり、台湾国立大東大学の学長です。

そのユー・ミン・ツェン博士の論文を、台湾の共同研究ネットワーク「台湾リサーチハイライト」で見つけて、驚きました。台湾は、生物多様性の宝庫なので、珍しい植物や不思議な菌類があることは容易に想像できました。それでも、ユー・ミン・ツェン博士のアントロディア・シンナモメア（いわゆるベニクスノキタケです）についての論文を読んだときには、心底驚きました。

どこをどう驚いたかにつきましては、本書の参考資料2に、とくに詳細に掲載いたしましたので、どうぞご一読くださいませ。

ユー・ミン・ツェン博士は、トロント大学で「化学工学・応用化学」の博士号を取得され、専門分野は、バイオプロセスエンジニアリング、バイオ農薬、食品バイオテクノロジー、天然ハーブです。

その最先端の、とびっきり広い分野にわたる研究により、4－アセチルアントロキノノールBに、見事に新しい命と、これからの人類に対する大きな使命を見いだされたのではないでしょうか。

ユー・ミン・ツェン博士らのご研究は、間違いのないものだとおもいますが、日本では認められていません。

そのため、4－アセチルアントロキノノールB成分の入ったものを、たとえ食品として販売するときであっても、効能をうたってはならないことになっています。これはもちろん守らなければならないことです。

そこで、参考資料を3つ、つくりました。そのうちの2つは、横書きにしたほうが読みやすいので、横書きにしました。横書きの原稿は、左開きの本のほうが読みやすいので、左開きにしました。
左開きに本書を開くと、次のようになっています。

参考資料1「肝細胞の増殖を促進する牛樟芝菌糸体活性物質」
国際発明展で多くの賞を受賞
参考資料2「4－アセチルアントロキノノールB」の抗腫瘍作用、抗がん作用——世界各国の医学論文から

参考資料1「肝細胞の増殖を促進する牛樟芝菌糸体活性物質」は、国際発明展で多くの賞を受賞した、いわゆる受賞歴です。
台湾、アメリカ合衆国、マレーシア、韓国、スイス、フランス、ドイツ、クウェート、ロシア、香港などで、「国際発明展」が開催されているのですが、そこで次々と金賞、銀賞、銅賞、特別賞などを、4－アセチルアントロキノノールBという成分の抽出に成功した台湾の会社が受賞しています。

4－アセチルアントロキノノールBという成分は、たんにベニクスノキタケから抽出しているわけではありません。天然そのままのベニクスノキタケからは、けっして抽出できない質と量との4－アセチルアントロキノノールBを、最先端のバイオ工学を駆使して、大量に、安価に、抽出しているのです。

その工夫、発明は、1度や2度ではありません。ほぼ毎年工夫を繰り返し、発明をバージョンアップさせているのです。

それが、世界の発明展における、ほぼ毎年の世界各国からの金銀銅賞、特別賞の受賞につながっているのです。

ベニクスノキタケは、効き目が確かだということで、乱獲され、絶滅寸前となりました。そこで台湾政府が採集を厳しく規制しました。その当時、ベニクスノキタケは1kg200万円もしたそうです。

そのため、これでは家庭薬（台湾ではずっと昔から家庭薬として使われ続けていました）と呼べないと、菌糸体を穀物などの固体培地で約3か月発酵させ（固体培養法)、低温凍結乾燥(フリーズドライ)し、エキスを抽出し、凝縮していくことにより、よい成分を大量に、安価に、手に入れることに成功しました。

しかし、それはそもそものはじまりにすぎませんでした。その後、工夫と発明を繰り返すことにより、ついに4-アセチルアントロキノノールBの抽出に成功したというわけです。

参考資料2のタイトルは、「4-アセチルアントロキノノールB」の抗腫瘍作用、抗がん作用――世界各国の医学論文から、です。ここには、アメリカ合衆国、台湾をはじめ、諸外国で発表された医学論文のサマリー(要約)を掲載しました。

もともとは英語なので、自動翻訳機で翻訳し、そのまま載せました。そのため、単語のおかしいものや文章の流れが悪いものなどがあります。お許しください。サマリーであっても、論文に手を入れるべきではなく、「4-アセチルアントロキノノールB(4-AAQB)」の抗がん作用についての論文なので、とくにそのようなことにさせていただいたしだいです。

いずれの論文のサマリーも、4－アセチルアントロキノノールB（4－AAQB）の抗腫瘍作用について書かれたものですが、日本では認められていないので、ご注意ください。

参考資料2は、文字どおり参考資料として、参考程度におとどめくださいますようにお願い申し上げます。

参考資料3は、縦書きなので、右開き縦書きの最後に載せました。ややこしくなってしまいましたが、参考資料1と2に続く参考資料の3です。

台湾では家庭薬として古くより愛用され続けてきたので、ベニクスノキタケの効能に関する資料はいっぱいあります。しかし、本書に掲載したものは、4－アセチルアントロキノノールBという成分が発見され、その成分が入ったものを、台湾においても広くのまれるようになった後のものです。

4－アセチルアントロキノノールBという成分が発見される前は、4－アセチルアントロキノノールBという理解はないまま、他のさまざまな成分とともにのんでいたようです。そのころは、まだバイオ工学がいまほど盛んではなかったので、4－アセチルアントロキノノールBの摂取は、わずかであったとおもわれます。

近年になって4－アセチルアントロキノノールBという成分を発見したのと、ベニクスノキタケの菌糸体を発酵培養し、特殊な方法で4－アセチルアントロキノノールBを抽出したのは、ほぼ同時でした。

本書に掲載したのは、4－アセチルアントロキノノールBを抽出したのちの台湾の人たちの物語です。最初の3人は、お話を読ませていただきまとめました。あとの3人は、ご自分で体験されたことを、まとめられました。いずれも台湾の方のことなので、参考程度にお留め置きください。

日本では、ベニクスノキタケ由来の健康食品は、さほど多くはありませんが、流通しているようです。しかし、4－アセチルアントロキノノールBという成分を含むものは、ほとんど見られません。そのため4－アセチルアントロキノノールBという成分をのんだことのある人は、ほとんどいない状態です。そんななかで、なんとか3人探しあてることができました。

4－アセチルアントロキノノールBの薬効は、日本では認められていません。そのため、この3人のかたの体調が改善したことと、4－アセチルアントロキノノールBを摂取したことには、原因と結果の関係、因果関係はないということを前提として掲載いたしました。どうかそのようにお読みくださいませ。

参考資料以外のところは、どうぞ通常の本を読むようにお読みください。4－アセチルアントロキノノールB抽出に至る歩み、4－アセチルアントロキノノールBの周辺を一生懸命に書きました。何度も書き直しました。

目　次

究極の菌糸体エキス

4-アセチルアントロキノノールB

がんを治した人たちが標準治療を受けながらしたこと

第1章　超強力菌糸体成分「4-アセチルアントロキノノールB（4-AAQB）」

第2章　がん細胞をアポトーシスに誘導 抗酸化力を育み活性酸素を除去

第3章　アミノ酸の健康効果
アルギニンの抗がん作用

第6章　4-アセチルアントロキノノールB、アントロステロールに関するQ&A

◀参考資料1、参考資料2は最終ページから逆にご覧ください。

参考資料2

「4－アセチルアントロキノノールB」の抗腫瘍作用、抗がん作用——世界各国の医学論文から

参考資料1、参考資料2は最終ページから逆にご覧ください。

カッコ（）内は通しノンブル

参考資料1

第1章

超強力菌糸体成分
「4-アセチルアントロキノノールB
（4-AAQB）」

強力な抗腫瘍成分
4-アセチルアントロキノノールB（4-AAQB）

台湾では、不思議にさまざまな不具合を改善してくれるベニクスノキタケの研究を進め、ついに不具合を改善してくれる成分を突きとめ、その抽出に成功しました。といっても、めったにお目にかかれない天然のベニクスノキタケを、たくさん採ってきて、不具合を改善してくれる成分を抽出したわけではありません。

ベニクスノキタケの栄養分は、菌糸体に詰まっています。菌糸体の栄養分をもらってクキやカサができていくわけです。

その菌糸体を、まずは発酵培養しました。そうして、超有効成分を確認し、特殊な方法で抽出したのです。医学研究とバイオ研究が合わさったようなかたちで研究を進めることによって、超有効成分4-アセチルアントロキノノールB（4-AAQB）の抽出に成功したのです。

そのことにより、台湾の健康食品製造会社は、世界各地の国際発明展で、金賞や特別賞を受賞しています。

それらの賞のあらましは、後ろの横組み「参考資料1」をご覧ください。

アントロステロールの抽出にも成功しました

キノコのカサもクキも栄養体であり、その栄養体を構成する分枝した細い糸状体を菌糸といいます。その菌糸は先端生長によって伸長し、栄養分となる有機物を豊富に蓄えています。

菌糸体は、適当な湿度と温度が続くかぎり、いつまでも、どこまでも生長し続けます。その栄養の宝庫である菌糸体の人工培養に成功したことが、大きな第一歩でした。

4－アセチルアントロキノノールB、アントロステロールの抽出に成功した後、抽出方法が何度も改良されました。

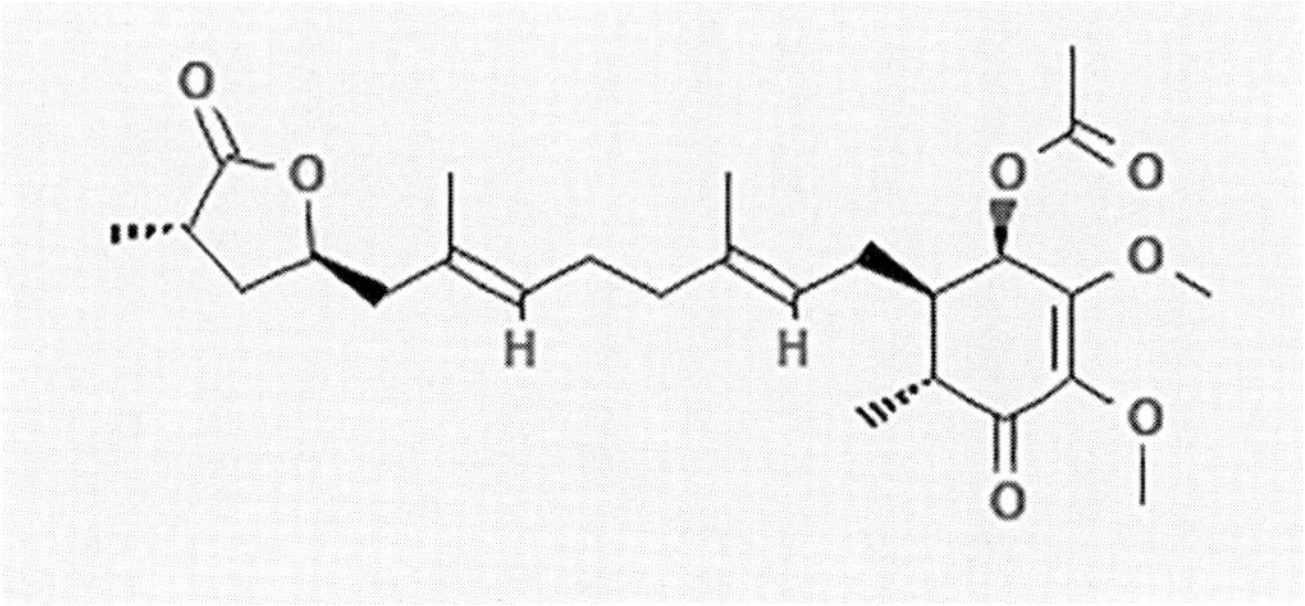

4－アセチルアントロキノノールＢ化学式

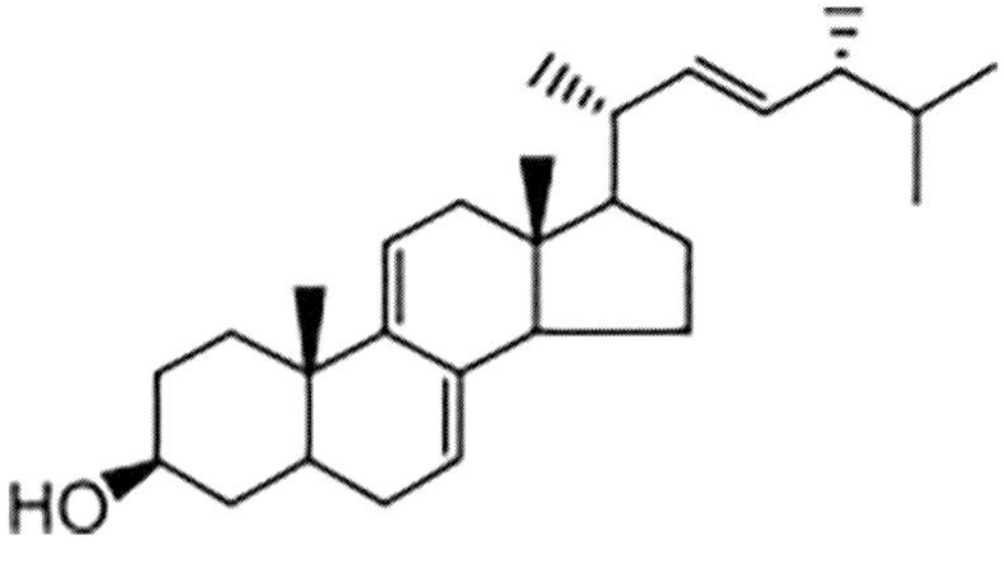

アントロステロール化学式

4-アセチルアントロキノノールBもアントロステロールも、いかなる細胞とも戦いません

4-アセチルアントロキノノールBの抗腫瘍作用は、腫瘍細胞をアポトーシス（自然死）に導くというものです。

4-アセチルアントロキノノールBは、腫瘍細胞のなかに入って、炎症性サイトカインの分泌を減らします。そのことによって、腫瘍細胞をアポトーシスに導くのです。

がんの化学療法で用いられる抗がん剤は、がん細胞を攻撃してやっつけるものです。がん細胞は強いので、抗がん剤はがん細胞以上に強くなければなりません。

そこで、さまざまな方法で強い抗がん剤がつくられたのですが、その抗がん剤の強い力が別の問題を引き起こしました。がん患者さんの正常な細胞を傷つけてしまうのです。それが副作用です。最近は、「副作用などない。みんな当然の作用なのだ」という声も聞かれますが、抗がん剤はがん患者さんの正常な細胞をも傷つける

ことはたしかです。

他方、4－アセチルアントロキノノールBは、腫瘍細胞のなかに入って、炎症性サイトカインの分泌を減らして、腫瘍細胞をアポトーシスに導くため、そもそもいかなる細胞とも戦うということがありません。

したがって正常細胞が傷つくということもありません。副作用といったものがないのです。

台湾だけに生息する希少種のベニクスノキタケ

ベニクスノキタケは、世界でも台湾だけに自生しているという大変珍しいキノコです。

生息するのは海抜450～2000メートル級の奥深い高山のみで、クスノキ科の牛樟樹という樹木に寄生します。若木には生えず、樹齢100年を超える老木の洞（幹の空洞）に寄生します。

ベニクスノキタケは、ほかのキノコとは違い、1年で1ミリ程度しか成長しません。そのため、非常に高価であったのですが、抗がん作用が科学的に明らかになるにつれて、さらに高額で取引きされるようになりました。そのせいで、業者の乱獲などがあり、絶滅寸前になりました。

現在は、台湾政府が国を挙げて保護しています。それに、牛樟樹の老木の洞に寄生するものを採らずとも、人工的に栽培することにも成功しているので、比較的安価に提供することができています。

ベニクスノキタケは、古くから台湾の人々の健康維持や病気回復を支えてきた民間薬でした。食中毒、下痢、肝炎・肝硬変・がん・高血圧・尿毒症などへのすぐれた効能が伝わっています。基本に解毒作用があるので、用途は広かったと考えられます。

窮極の抗腫瘍成分である4－アセチルアントロキノノールBは、そのベニクスノキタケの菌糸体にごくわずかに含まれている成分です。それを特殊な装置によって発酵培養させ、特殊な装置によって抽出することに成功したわけです。ですから、4－アセチルアントロキノノールBは、その成分の抽出に成功した機関の特許成分であるともいえます。

その高い抗腫瘍効果は、アポトーシス誘導で腫瘍細胞を自然死に導き、かつ正常細胞には害を及ぼさない、特別なものです。

4－アセチルアントロキノノールBは、肺がんや膵臓がん、肝臓がん、白血病など難治性のがんを効率よく改善させるものとして、急ピッチで開発が進められ、すでに何度も改良されています。

トリテルペン類と相性がいい

4－アセチルアントロキノノールB、アントロステロールともに、トリテルペン類と、とても相性がよく、一緒に摂取すると大きく効果を高めます。

悪性の腫瘍は、がんと呼ばれていますが、その多くは遺伝子のコピーミスによるものです。遺伝子のコピーミスにより、自然死（アポトーシス）しない細胞がつくられます。その自然死しない細胞が、無限に細胞分裂を繰り返し増殖していくことによって、宿主であるヒトを死に追いやってしまう。そのように言い換えることもできます。

遺伝子がミスコピーをしてしまう原因は、もともとの遺伝子が傷つくことによってだともいわれていますが、その傷をもたらすものの多くは、活性酸素です。

活性酸素は「酸化」によって傷をもたらすのですが、その酸化を食い止める作用が抗酸化作用です。その抗酸化作用を得意とするのが、トリテルペン類です。

ですから、トリテルペン類の抗酸化作用は、遺伝子に傷をもたらす活性酸素の働きを抑止することができ、4－アセチルアントロキノノールB、アントロステロールとともに摂取すると、4－アセチルアントロキノノールB、アントロステロールの効果が高まるわけです。

NK細胞、ヘルパーT細胞を活性化させるβ－Dグルカンとも活性酸素を除去するSODとも相性がいい

4－アセチルアントロキノノールB、アントロステロールは、β－Dグルカンともよくマッチングします。

β－Dグルカンには、NK細胞、ヘルパーT細胞を活性化する作用があります。がん患者さんに、NK細胞、ヘルパーT細胞の活性化を奨励するのはそのためです。NK細胞、ヘルパーT細胞には、がん細胞を発見する力もあるようです。

SODとの相性も抜群です。SODはスーパー・オキシド・ディスムターゼの略で、細胞内で発生する活性酸素を無害化する酵素です。

SODは、数ある抗酸化物質の中で、最強といわれています。ヒトの体内には、もともとSODがあります。しかし、残念ながら加齢に伴って減少していきます。「がん患者さんは加齢にともなって増える」といわれていますが、そのことは加齢

にともなってSODが減っていくことが、大きく関係しているようです。

ヒトがもともと持っているSODが、加齢にともなって減っていくのならば、体の外から補えばいいじゃないか、と思う人もおられますが、これはそのとおりです。SODを十分に摂取すれば、SODが足りないための病気にならなくてすみます。

そればかりか、加齢にともなうほとんどの病気を、予防することができます。SODが減少することによって、活性酸素の酸化を許してしまうわけですから、SODを補給することによって、活性酸素のわるさが原因のすべての病気を予防することができるわけです。

SODを4－アセチルアントロキノノールB、アントロステロールとともに摂取すれば、それらがタッグを組んで、活性酸素に挑みかかります。その強力なタッグが力を振るうことにより、活性酸素の酸化力が弱まり、ついにはなくなってしまいます。それが、免疫機能を高めるということにもつながるわけです。

がん細胞のアポトーシスを促進

私たちの体は、60兆個とも100兆個ともいわれる莫大な数の細胞から成り立っています。これらの細胞は、次々に新しい細胞に入れ替わり、古くなった細胞は、自らを分解して死んでいきます（アポトーシス）。

すべての細胞の遺伝子には、寿命がプログラムされています。寿命のあるときは元気に活動し、寿命が尽きそうになると、新しい細胞にバトンタッチして、消滅していくのです。

これに対して、遺伝子が傷ついた細胞、ウイルス感染した細胞は、体にとって好ましくないので、通常は免疫細胞によって排除され、死んでいきます。このケースでは、寿命は関係ありません。こうした現象をネクローシス（壊死。えし）といいます。

細胞の死ではあっても、血球、皮膚、消化管の粘膜上皮のように、正常な細胞や組織が次々に補充され、機能的な障害、組織学的な異常を残さないものは、壊死とは呼びません。

ネクローシス（壊死）した組織は、生体の免疫系によって最終的には取り除かれ、欠損部分の一部を元の組織が再生したり、線維化したりすることで、補われます。

がん細胞は遺伝子が傷ついた細胞ですが、少しくらいの傷なら自己修復作用が働いて正常な細胞に戻ります。がん化するのは、傷が多すぎて自己修復できなくなった細胞です。

がん化した細胞は、アポトーシスしなくなるのですが、4－アセチルアントロキノノールB、アントロステロールは、それらの細胞を再びアポトーシスに導く作用があります。アポトーシスすることを思い出した悪い細胞は、通常の正常細胞と同じように、普通に死んでいきます。

4−アセチルアントロキノノールB、アントロステロールは、多彩な健康効果をもたらす

4−アセチルアントロキノノールB、アントロステロールは、さまざまな病気に改善効果があることが、台湾から報告されています。

肝炎や肝硬変などの肝臓疾患にも有効なようです。慢性肝炎や肝硬変の患者さんが、検査数値が正常化したり、肝炎ウイルスが減少したり、さまざまに改善しているようです。これは台湾でのことであり、日本国内での症例ではありません。日本国内で認められていることでもありません。ご注意ください。

台湾でのおもな改善例は、以下のとおりです。

動脈硬化の改善
腎臓機能の回復
全身性エリテマトーデスの改善

関節リウマチの改善
アレルギーなどの自己免疫疾患の改善

抗がん剤に勝るとも劣らない効果

4－アセチルアントロキノノールB、アントロステロールの多彩な健康効果は、がんに関してもあてはまります。

がん細胞ができて細胞分裂をして拡がったから、がん患者になったとおもわれがちです。だからこそ、がんが大きくなった、広がった、あるいは小さくなったなどと、病巣だけをみて、一喜一憂します。

それも間違いではないのですが、がんになった患者さんは、その人全体が病んでいて、いちばん弱いところにがんの病巣が拡がっている、という見方もあります。こちらのほうが実情に近いのではないでしょうか。

がんは、慢性病であり、生活習慣病でもあります。ということは、がんが発症するまでには、たくさんの原因の積み重ね（生活習慣）があったということです。日々の生活習慣にたくさんの原因があり、それを長年続けることにより、ついにがん細胞が拡がって、がんの病巣ができてしまったということでしょう。

そうであるならば、悪い生活習慣を変えずに、がんの病巣を摘出しても、根治はしないということです。対処療法としては、がんの病巣を摘出することは正解なのですが、がん病巣ができてしまった原因を除去し、改善しなければ、がんの病巣を摘出しても、すぐにまたがんの病巣ができてしまうということになるのではないでしょうか。

さまざまな角度からさまざまな働きかけをし、自然に回復していく

西洋医学は優れた知見と技術を積み重ね、西洋医薬はどんどん改良され、種類も

飛躍的に増えました。そのうえ病気の原因に関わる特定の分子だけを選んで攻撃するという「分子標的薬」も開発され、分子標的医療なども行われるようになりました。

従来の抗がん剤は、がん細胞の活発な増殖を抑える作用のある薬が、正常な細胞の増殖も抑えてしまうため、深刻な副作用をもたらしました。胃腸や皮膚、血液をつくる骨髄の細胞は、ほんらい細胞分裂が活発です。

それが、細胞分裂を抑えられてしまうため、吐き気や皮膚のしびれといった副作用が出やすくなったのです。

それでもなおがんを制圧できないでいるのは、患者さん全体を見ていないからではないでしょうか。がんに至る根本原因を解決しようとしていないからではないでしょうか。

もっと言うならば、原因を取り除くという考え方、根治させるという考え方がないからではないでしょうか。

4－アセチルアントロキノノールB、アントロステロールは、さまざまな角度から、さまざまな働きかけをします。それは、積み重ねた原因を、少しずつ解決していくような感じです。自然に回復していく。患部だけではなく、患者さんそのものが全身から回復していくということでしょうか。

安全性の確認

4－アセチルアントロキノノールB、アントロステロールは、ベニクスノキタケの菌糸体を特殊な方法で発酵培養し、抽出した成分です。人工発酵、人工培養しているのですが、もとになっているのは自然の物です。

自然の物であればこそ、生育環境が汚染されていれば、どんなに薬効のあるものであっても有害になります。

そこで、4－アセチルアントロキノノールB、アントロステロールに対して行われた安全性試験を、記載しておきます。

4－アセチルアントロキノノールB、アントロステロールを、健康な成人30名に90日間、1日2回経口投与した結果、検査測定値は変化しませんでした。治験期間中、被験者のバイタルサインは正常で、全試験期間を通して、有害事象は発生しませんでした。

このことから健康な成人が長期に、毎日4－アセチルアントロキノノールB、アントロステロールを摂取しても安全であったことが示されました。

そのほか、以下の検査、試験は、すべて問題のないことを示しました。

残留農薬検査
重金属検査
急性毒性試験
変異原性試験（AmeS試験）
染色体異常試験
小核試験

亜急性毒性試験

4－アセチルアントロキノノールB、アントロステロールは、右記のいずれの安全性検査、安全性試験においても異常や問題がなく、安心して摂取できるものであることが確認されました。

第2章

がん細胞をアポトーシスに誘導
抗酸化力を育み活性酸素を除去

死なないがん細胞を自然死（アポトーシス）に導く

全ての細胞には寿命があり、その寿命は遺伝子にあらかじめプログラムされています。短命な細胞は1日、長生き細胞は10年以上も生きると考えられています。

寿命が来ると細胞は分裂を止め、死にます（細胞死）。その細胞死には、ネクローシス（細胞壊死）とアポトーシス（積極的、機能的細胞死）の2種類があります。

ネクローシス（necrosis、壊死）とは、細胞傷害の形態であり、機械的傷害や化学剤、病原体などの内部または外部のストレスに起因する「制御されない細胞死」と定義されています。

他方、細胞が死ぬ時期はあらかじめプログラミングされていて、そのプログラムにしたがって自ら死んでいくことをアポトーシス（＝自然死。自死）と呼んでいます。

がん細胞はどんどん増える一方で、がん細胞が自分で死ぬ時期を決めて死んでいくことはないと、一般的には受け止められていますが、実はそうではないようです。体外でがん細胞を培養し観察していると、がん細胞集団全体では極めて順調に増えていても、突然に死んでいくがん細胞が、一部には必ずいるそうです。

その一部で、がん細胞自身が自壊するように死んでいく現象も、アポトーシス（自死）と呼ばれています。しかし、アポトーシスは正常細胞特有のものとされています。

そうだとすると、がん細胞でのアポトーシスを頻繁に起こさせれば、がんは縮小するということになります。

抗がん剤や放射線で治療をして、がんの病巣が小さくなることがあります。そのときには、がん細胞がアポトーシスしているそうです。細胞核がバラバラにちぎれていくような形に変化するので、顕微鏡で見るとわかります。

抗がん剤や放射線で治療をしても、がん細胞の中には、アポトーシスを起こさずに生き残り、増え続けていくものがいます。それらのしぶといがん細胞は、「アポトーシス抵抗性を獲得する機構を備えて」いて「アポトーシス抵抗性を獲得している」と考えられます。

このアポトーシス抵抗性となる機構は、Inhibitor of Apoptosis Proteins（IAPs）といわれるタンパク群です。このタンパク群は、アポトーシスを実際に起こすカスパーゼという酵素を阻害し、突然起こるアポトーシスから細胞を守る役割を担っています。

これをなんとかできるのが、4－アセチルアントロキノノールB、アントロステロールなのです。

大きさ1cm、重さ1gのがん細胞の数は、10億個

がんは、1個の正常細胞が、遺伝子のコピーミスにより異常になることからはじまります。正常細胞が異常になり、がん細胞になると、がん細胞のまま細胞分裂をおこないます。

1個のがん細胞が2個になり、4個になり、8個になり、16個になり、32個になり、64個になり……というように、倍々に増えていきます。

がん細胞が分裂を繰り返し、約30回に達した時、初めて最新の画像診断装置で「がん」として認識されるようになります。この時の大きさは0.7㎝ほどですが、多くの場合、発見されることはありません。

通常発見される「早期がん」は、直径1cmだからです。0.7㎝ほどの発見されにくい「早期がん」も、やがて直径1cmほどの大きさになります。そのときの重さは1gほどです。大きさ1cm、重さ1gのがん細胞の数は、なんと10億個ほどです。

1個のがん細胞が、10億個ほどのがん細胞になるには、どれくらいかかるでしょうか。いま発見された「早期がん」のもとは、いつごろできたものでしょうか。

おおよそ10年ほども前です。

ほとんどの抗がん剤は免疫力を下げます

がんにならないためにも、がんを寛解、完治させるためにも、免疫力はとても重要です。健康の鍵は免疫力です。

それにもかかわらず、抗がん剤（化学）治療は、免疫力を下げてしまいます。最近は、がん細胞に特有の標的分子を狙い撃ちする「標的治療抗がん剤」なども開発されていますが、多くの抗がん剤は、すべての細胞を傷つけます。殺してしまうこともあります。がん細胞とともに正常細胞、免疫細胞もやっつけてしまうのです。

そのため、抗がん剤（化学）治療することにより、免疫力は機能停止状態になってしまいます。体力が著しく低下し、頭髪が抜けてしまったりもします。頭髪が抜けるのは、頭髪を成長させ維持する正常細胞が、抗がん剤によって障害されるからです。

抗がん剤にはいろいろな種類があり、すべての抗がん剤が「細胞全部を殺してしまう」とはいえません。しかしながら、多くの抗がん剤が「細胞全部を殺してしまう」ほどの力があることはたしかであり、あなたがもしもがん患者さんで、抗がん剤治療をするのならば、ここに書かれていることをよくお読みになる必要があります。

がんにならないためにも、がんを改善させるためにも、免疫力は非常に大切なものです。ヒポクラテスは「人間はだれでも、体の中に100人の名医を持っている」といいましたが、その100人の名医なかのいちばんの名医は、自分自身の免疫力ではないでしょうか。

免疫力を高める4－アセチルアントロキノノールB、アントロステロールは、免疫細胞の数を増やし、その活性を高め、傷んだ組織の修復を早めてくれます。抗がん剤によって弱体化した免疫システム全体を、正常な状態に戻す強い力を持っています。

4－アセチルアントロキノノールB、アントロステロールはがん化にかかわる慢性炎症を抑制する

がん細胞の発生には、慢性的な炎症が深く関わっています。舌がんや皮膚がんなどでは、表皮の同じ箇所が傷つき、炎症が慢性化したりすると、がんになりやすくなります。

体内も同じです。胃の内壁の粘膜が、慢性的な炎症をおこしていると、がんが起こりやすくなります。胃がんは、ヘリコバクターピロリ菌が原因だともいわれていますが、慢性的に炎症をおこしている粘膜に、ピロリ菌がひそむことによって、胃がんの発症となるのです。

それに、がん細胞自身は、炎症性サイトカインを大量に放出します。そのことによって周辺の組織に炎症を起こします。そうして、胃がんの細胞は、新たながん細胞の発生を促し、増殖もしていくのです。

第3章

アミノ酸の健康効果
アルギニンの抗がん作用

アミノ酸が大切

成人病、生活習慣病、メタボリック・シンドローム、根本は同じ?

近年多くの人々が関心をよせた疾病を振り返ると、まずは成人病がありました。次に生活習慣病になり、いまはメタボリック・シンドローム、メタボリック・ドミノでしょうか。

呼び名が変わり、発症の機序や病名などの細かなところには、違いが見られますが、大きく見れば、あるいは根本を見れば、同じではないでしょうか。

メタボリック・シンドロームは、加齢にともなう動脈硬化からはじまり、ドミノ倒しのように次々と疾病が引き起こされ、脳梗塞、狭心症などによって命を落とすというものです。

それは、加齢に伴うものであるとはいうものの、生活習慣によってもたらされていることが多いといわれています。

加齢にともない運動量が減り、筋肉量が減ります。筋肉量が減り、筋力が落ちると、運動量がさらに減るということで、悪循環に陥ってしまいます。つまり、加齢に伴い病気になりやすい生活習慣に陥ってしまうということです。

加齢に伴い多くの人は生活が豊かになります。そのことにより、おいしいものを好きなだけ食べ、お酒を飲める人は好きなだけお酒を飲むようになります。過食、飽食になるわけです。

そのころには、基礎代謝が減っているので、食べたものをすべてエネルギーに変えて消費することができなくなっています。余ったエネルギーは、飢餓に備えて、脂肪に変えて蓄えます。しかし、現在の日本では、飢餓が起こることなどほとんどありません。

そのため、脂肪に変えて蓄えたエネルギーのもとを、エネルギーに変えるなどということが起きません。脂肪に変えて蓄えたエネルギーのもとは、消費されることなく、増える一方です。中年太り、肥満がはじまります。

ここまでのことは、よく知られていることですが、もっと重要で根本的な問題があります。

アミノ酸不足が忘れ去られている

人類が農耕を行って穀物を生産し、蓄えるようになる前は、おもに動物の肉、木の実、魚、貝類などを食べていました。長い人類史からみると、農耕を行い、穀物を主食とするようになったのは、つい最近のことだともいえます。

穀物を主食にするようになった人類は、そのことにより食習慣が大きく変わりました。そのことによって、不足し始めたのがアミノ酸です。

肉が高価であった時代に、アミノ酸を穀物で補うためには、穀類を大量に食べなければなりません。穀類を大量に食べると、どうしてもエネルギーが余ってしまうことになります。

お米、パン、ラーメンなどは、食べるときは炭水化物ですが、体の中に入ると糖質に変わります。お砂糖を食べているのと同じようなことになるのです。

機械があまり発達していなかったころは、労働も生活もハードだったので、多少穀類を食べすぎても、労働や生活のなかで、それらのカロリーを使い切ることができました。

機械化が進み、情報化が進んだ現代では、ヒトが肉体エネルギーを使うところがずいぶん減っています。水道、洗濯機、ルンバ、交通網の整備などにより、生活の場でもエネルギーを使うところが大きく減っています。

だから、飢餓ではなく、肥満対策が先進国での大きな課題になっているのですが、そのかげで忘れ去られているのが、アミノ酸不足です。

私たちの身体のほとんどのもとはアミノ酸

私たちの身体は、頭の先からつま先まで、ほとんどタンパク質でできています。髪の毛、爪、筋肉もタンパク質でできています。そのタンパク質のもとになっているのが、アミノ酸です。

動植物タンパク質をたべると、唾液を加えて歯で噛み砕き、食道から胃へと送られ、胃酸で消毒され、消化されやすく加工され、分解され、小腸で小さなペプチドやアミノ酸のかたちになって吸収されます。

吸収されたアミノ酸は、いったん肝臓に集められ、そこから全身に運ばれます。そして遺伝子の情報に基づいて筋肉や心の素（神経伝達物質）、ホルモンなどにつくり変えられ、私たちの心も生活も支えてくれています。

その私たちの体をつくっているアミノ酸の種類は、20種類です。とても少ないのです。

おもなアミノ酸

（ALA）アラニン

肝臓の働きを助けるアミノ酸です。カラダに必要な糖を合成する材料としても使われます。アルコール代謝を改善する作用が報告されています。

（CYS）システイン

天然にはL－システインとして、食品のタンパク質に含まれます。抗酸化作用、解毒作用があります。

日本国内では医薬品になっているものも多く、湿疹、毒麻疹、薬疹、中毒疹、尋常性瘡などの治療に使われています。

（GLU）グルタミン酸

興奮系の神経伝達物質としても働きます。グルタミン酸には脳の機能を活性化する効果やアンモニアの解毒・利尿効果があります。

筋肉や免疫力を強化するたんぱく質を構成する働きを持つため、人間の生命維持に大切な役割をはたしています。

（PHE）フェニルアラニン

肝臓でチロシンに変換され、ノルアドレナリンやドーパミンなどの興奮性の神経伝達物質をつくり出します。

精神を高揚させ、血圧を上げる作用や、記憶力を高める効果などを持っています。

（GlJJ）グリシン

末梢血流を増加させ熱放散を促し、睡眠と関係が深いとされる深部体温（体の中心部の温度・直腸内温度）を低下させることで、睡眠の質向上に関与していることが確認されています。

（ILF）イソロイシン

血糖値を上昇させずに、血中グルコースの骨格筋への取り込みを促進します。肝臓での糖新生抑制、グルコースの酸化的利用の促進などの効果もあります。

成長を促進し神経機能をサポートするほか、肝臓の機能強化、血管拡張作用、筋肉強化、疲労回復などのはたらきがあることもわかっています。

ロイシン、バリンとともにＢＣＡＡ（分岐鎖アミノ酸）に分類されます。筋肉を構成するたんぱく質の主成分は、ＢＣＡＡと呼ばれるアミノ酸であり、その中のひとつであるイソロイシンは、筋肉の強化や肝機能の向上効果のほか、血管の拡張や体の成長を促進する働きもあります。

近年、血糖値の上昇を抑制し、糖尿病に効果があるということもわかっています。

（HS）ヒスチジン

大人は体内で合成でき、子どもの場合は合成できないため、子どもにとっては必須アミノ酸となります。

体内で成長に関与し、神経機能補助を行います。また、慢性関節炎の症状緩和、ストレスの軽減などの効果もあります。

(LYS) リジン

集中力を高めるだけでなく、体の成長に大きく関わり、肝機能の強化も期待されています。

細菌やウイルスによる体内への侵入を防ぐ抗体などの材料となるため、免疫力のサポートや、育毛促進やエネルギー代謝をスムーズにする働きにも効果が期待され、研究が進んでいます。

(LEU) ロイシン

ロイシンが強化されることによって、筋蛋白再合成のシグナルが有意に強くなると報告されています。さらに、運動負荷による筋肉のダメージが抑制されること、筋力の低下幅が抑えられ、回復が促進されるなどの報告もあります。

(MET) メチオニン

硫黄を含んだ含硫アミノ酸で、体内でグルタチオンやタウリンに変換されます。

コレステロールを減らすはたらきや肝機能改善作用、免疫増強作用などが報告されています。

食品の栄養強化などにも使われています。

（ASN）アスパラギン

肝保護作用や運動持久力を向上させる作用などが、報告されています。有害なアンモニアがアスパラギン酸で無毒化された際にも生成されます。

（PRO）プロリン

たんぱく質などを構成する非必須アミノ酸の一種で、コラーゲンの主要な構成成分のひとつです。関節痛を改善する効果や美肌効果、脂肪を燃焼させる効果など様々な効果が期待されています。

（GLN）グルタミン

筋肉の分解抑制効果や消化機能のサポート、免疫力アップ、傷の修復などに効果があるとされるアミノ酸で、体内にいちばん多く存在する遊離アミノ酸です。

グルタミンは体内でも合成され、そのほとんどが骨格筋に貯蔵されています。体内貯蔵量全体の60～70％を占め、筋肉の主要な構成成分となっています。

（ARG）アルギニン

成長ホルモンの分泌を促進するため、筋肉増強、免疫機能の向上、血流改善、精神的・肉体的に強化、男性機能の改善などに影響します。

そのため、日々アクティブに過ごされている方、特に運動や筋トレ、ランニングなどを定期的に行われている方にぜひ摂取してほしい成分です。

アルギニンには抗がん作用があるのではないか、最近一部で言われるようになりました。大切なことなので、後に詳述いたします。

（SER）セリン

セリンは、肌の角質層に最も多く存在し、肌の潤いを保つ効果があります。脳を構成する神経細胞の材料となり、健康な脳を維持する働きがあります。

セリンは、糖原性というグルコースを生成する性質を持つアミノ酸としても働きます。グルコースとは、ヒトのエネルギー源となる糖質です。

（THR）L・スレオニン（トレオニン）

最後に発見された必須アミノ酸です。

動物性タンパク質に多く含まれています。肝臓に脂肪が蓄積するのを防ぎ、脂肪肝を予防します。

（VAL）バリン

特に筋肉をつくるのに大切な必須アミノ酸です。イソロイシン、ロイシンとともにＢＣＡＡ（分岐鎖アミノ酸）と呼ばれています。

不足すると食欲が低下し、栄養不良の悪循環を引き起こすと考えられています。

（TYR）チロシン

チロシンはドーパミンをはじめとする神経伝達物質、ノルアドレナリン、アドレナリンといったホルモンの材料になります。

ドーパミンは意欲を作ります。アドレナリンはグリコーゲンの分解を促すことで血糖値を上昇させ、脳の覚醒レベルを保ち、集中力及び決断力を高めます。ノルアドレナリンにも集中力および判断力を高める効果があります。

タンパク質を合成する際にはアミノ酸代謝に関与するビタミンB6や葉酸等の水溶性ビタミンや、必須アミノ酸をバランスよく摂取する必要があり、必須アミノ酸が欠けていると、タンパク質合成がうまくいかず、せっかく摂取しても効果的に利用されにくくなってしまいます。

動植物性たんぱく質とともにバランスよく摂取する必要があります。

（CIT）シトルリン

シトルリンは、血流を改善し、むくみや冷え性の原因となる血行不良を予防することができます。

また皮膚の弾力やハリ・ツヤに関わる天然保湿因子を構成するアミノ酸の一種でもあるため、美肌づくりにも役立ちます。

（HCY）ホモシステイン

血中に存在するアミノ酸の一種です。必須アミノ酸であるメチオニンを代謝するさいに、産生される中間代謝物です。

ホモシステインからは、再度メチオニンが作られたり、美白に関わるシステインやエネルギー産生に関わるαサト酪酸の前駆体になったりするなど、重要な役割を担っています。

(ORN) オルニチン

生体内ではタンパク質を構成するアミノ酸ではなく、遊離アミノ酸の一種です。L－アルギニンから生合成されて、おもに肝臓内で重要な役割を果たします。

近年、オルニチンの研究が進んでおり、筋肉の合成や運動による疲労の軽減、睡眠や目覚めの改善、成長ホルモンの分泌促進など、さまざまな可能性が期待されています。

(ASP) アスパラギン酸

アスパラガスに多く含まれるアミノ酸で、名前もアスパラガスに由来します。体内で窒素やエネルギーの代謝に関係しています。

アンモニアと結合してアスパラギンとなることから、アンモニアの解毒作用も知られています。

エネルギー生産の場であるTCA回路を活性化するアミノ酸の1つであり、脳の神経シグナルを伝達する化合物でもあります。

窒素代謝・エネルギー生産のバランスを取ります。疲労回復作用があり、ドリンク剤などにも用いられています。

アミノ酸アルギニンの抗がん作用の周辺

アルギニンは、体内で合成することができる「非必須アミノ酸」ですが、乳幼児や子供、大人でも大きなケガしたり体力が消耗したりしている大人、高齢者で炎症を伴う創傷がある場合などには、体内で十分にアルギニンを合成することができません。そのため「必須アミノ酸」になります。

アミノ酸は貯金することができません

アミノ酸がつながってできるタンパク質は、新しいアミノ酸と毎日入れ替わってからだを維持しています。そのため、毎日質のいいアミノ酸を摂ることが大切です。質のいい、新しいアミノ酸を毎日摂ることが、健康の秘訣です。

さらに、からだが喜ぶアミノ酸の食べ方というものがあります。それは、欠けている、少なくなってきていると思われるアミノ酸を、意図してたくさん食べることです。

これはとても難しいことです。なぜなら、アミノ酸の必要量というものが、いまだによく分かっていないからです。じつに驚くべきことですが、これはほんとうです。私たちは、毎日どれくらいのアミノ酸が必要なのか、まだよく分かっていないのです。

だったらどうするかですが、おもなアミノ酸のほとんどが入っているものを、毎日飲めばいいということになります。

アルギニンがを活性化させるマクロファージのとくにすぐれた抗がん作用

アルギニンには、免疫細胞マクロファージを活性化させる働きがあります。

ヒトの体にがん細胞が侵入すると、マクロファージはそのがん細胞を自分の体内に取り込むことで消化しようとします。

これを貪食（どんしょく）処理といいます。マクロファージは、がん細胞をむさぼり食ってなきものにしてしまうので、貪食細胞とも呼ばれています。

マクロファージは、がん細胞をむさぼり食って消化してしまうだけでなく、そのがん細胞の情報を他の細胞に伝えるために、むさぼり食ったがん細胞を自分の表面付近に持っていきます。

すると、そのむさぼり食われたがん細胞の情報を、キラーT細胞など他の免疫細胞が受け取り、よってたかってがん細胞を破壊するのです。

がん細胞は、限りなくどんどん繁殖するので、よほど早く、強力にやっつけないと、いつのまにかがん細胞だらけになってしまいます。

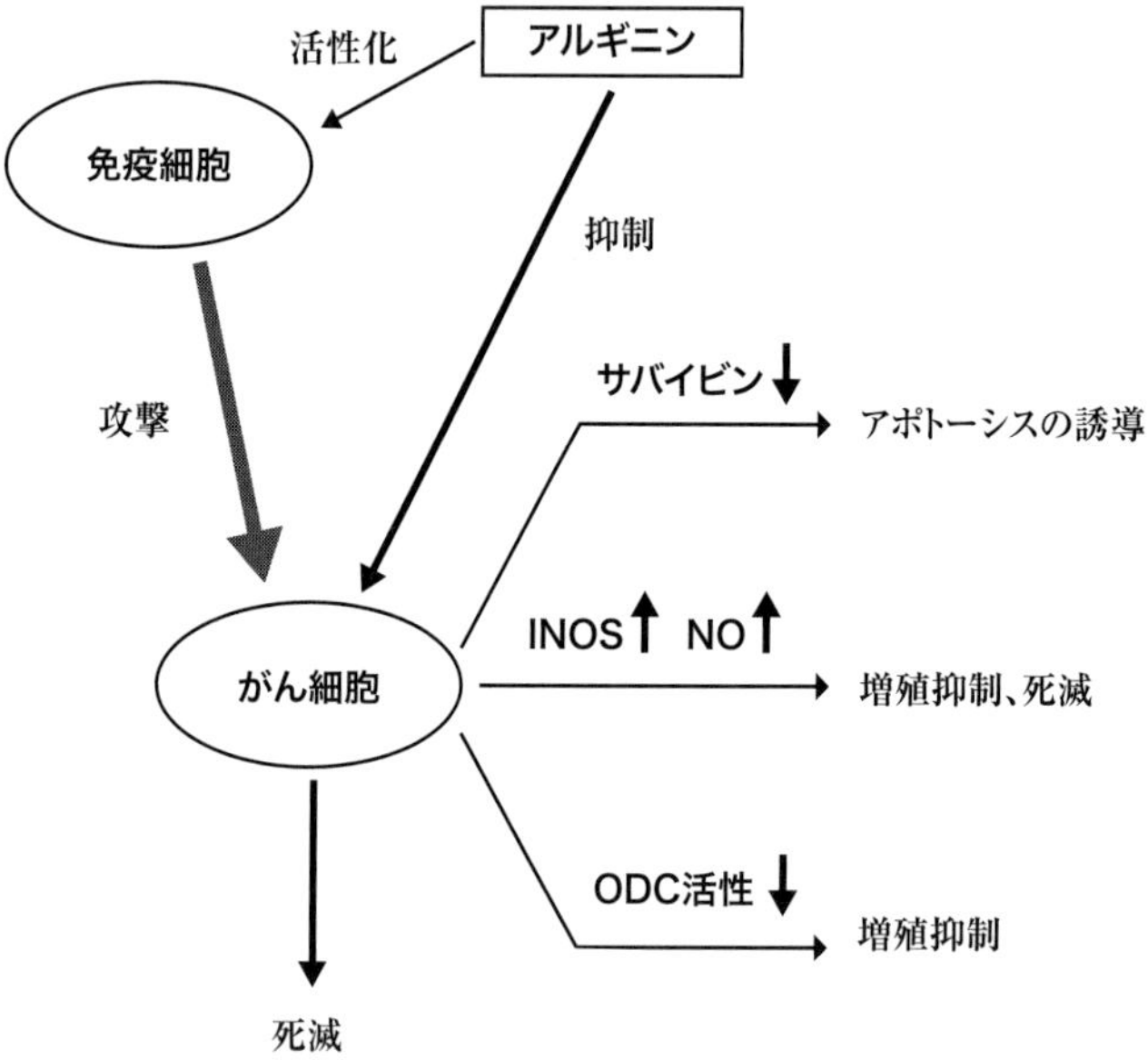
アルギニン
活性化
免疫細胞
抑制
攻撃
サバイビン↓
アポトーシスの誘導
INOS↑ NO↑
がん細胞
増殖抑制、死滅
ODC活性↓
増殖抑制
死滅

そのため、マクロファージががん細胞を見つけ、むさぼり食って消化しながら他の細胞へ、こいつががん細胞なのだと、教えるわけです。そのことにより、ヒトの免疫細胞のすべてが一丸となってがん細胞をやっつけるわけです。

免疫力が向上すると、がんに限らずどのような病気にも負けなくなります。病気に負けない強い体になるわけです。

アルギニンは、マクロファージ、ポリアミンを活性化させ、がん細胞の存在と働きを抑制している

アルギニンが免疫細胞マクロファージを活性化させることばかり強調しましたが、アルギニンそのものにも抗がん作用があるという見解もあります。アルギニンは、免疫細胞マクロファージを活性化させ、がん細胞の存在と働きを抑制しているとの見解です。

アルギニンは、細胞の増殖や組織の修復に欠かせないポリアミンの合成にも力を

発揮します。ケガをしたときに、傷の治癒をおこなう重要な成分の合成にも関わっているわけです。

それは、がんの摘出手術時にも、有効で大きな力となります。

手術をした後の傷の回復が促進されます。感染症の発症率を低下させることもできます。

そのため、最近はがんの摘出手術の際に、アルギニンが配合された輸液が、よく利用されます。

抗がん剤の副作用を、アミノ酸シスチンとテアニンが抑制する

味の素株式会社は、アミノ酸のシスチンとテアニンを医療現場で活用すべく、基礎から臨床までの研究を行っています。

アミノ酸シスチンとテアニンの摂取により、がんの化学療法時の副作用を軽減する効果があることを、第52回日本がん治療学会で優秀演題として発表しました。

外科手術とともに抗がん剤による化学療法は重要です。しかし、その抗がん剤によって粘膜上皮が障害を受けて、口内炎、下痢、消化管障害などの副作用が発生すると、抗がん剤の投与量を減らしたり、投与を中止したりしなければならなくなります。

そこで、胃がん、大腸がんの外科手術を受けた後に、抗がん剤TS－1を服用する臨床において、5週間に渡りアミノ酸システイン700mgとテアニン280mgを1日1回、患者さんに摂取してもらいました。

そのことにより、食欲不振、下痢を有意に抑制し、規定用量の完遂率を有意に上昇させることが明らかになりました。

抗がん剤の副作用を、アミノ酸システインとテアニンが抑制することが明らかにされたわけです。

アンモニアの解毒効果

アルギニンは肝臓でアンモニアを代謝する「オルニチン回路」に関わり、アンモニアを解毒するはたらきがあります。

「オルニチン回路」とは、アンモニアが肝臓に存在するオルニチンと反応し、アルギニンに変化した後、無毒化された尿素とオルニチンに分かれる代謝回路のことです。

オルニチン回路はエネルギーをつくり出すクエン酸回路の働きをサポートし、アンモニアを解毒することによって肝機能を正常にします。

ラットにアルギニンを与えたところ、血中アンモニア濃度が低下したという実験結果もあります。

また、運動による血中アンモニア濃度の上昇が、アルギニンとグルタミン酸を経口摂取することで抑制できるということも、実験で明らかになっています。

血流を改善する効果

アルギニンは体内で一酸化窒素をつくり出します。一酸化窒素は体循環や腎循環、血圧の調整などの重要なはたらきをします。

一酸化窒素は血管を拡張し、血流をスムーズにすることで動脈硬化や心筋梗塞、脳梗塞などの予防効果が期待されています。

アルギニンを静脈に注射すると、血管が拡張し、血圧が低下します。

また、高脂血症の状態にしたウサギにアルギニンを投与すると、一酸化窒素が増加したことがわかりました。

第4章

ある種のキノコには、特殊な作用がある

カビ、菌、キノコなどから、ペニシリン、ストレプトマイシン、抗がん剤

たんにベニクスノキタケからつくられたものではありません

サルノコシカケは、そのような名前のキノコがあるのではなく、サルノコシカケ科、マンネンタケ科、キコブタケ科などの菌類のうち、とくに木質で多年生となるキノコを総称した呼び名です。

そのサルノコシカケの多糖類の多くには、制がん作用があります。その効果は、ただちに効くというものではなく、間接的に免疫力を高め、がんの生育を止めるというものです。

4－アセチルアントロキノノールB（4－AAQB）、アントロステロールという成分は、サルノコシカケ科のベニクスノキタケの栄養がいっぱい詰まっている菌糸体を、発酵培養して栄養分を大きく増やし、特殊な方法で抽出したものです。そ

のため抗腫瘍作用は、ベニクスノキタケそのものよりも、さらに大きく、さらに強力になっています。

ベニクスノキタケは牛樟芝とも呼ばれ、樟は音読みだとショウ、訓読みだと、くす、くすのき、です。

タンスや押し入れの防虫剤によく使われているショウノウ（樟脳）に、「樟」の字が使われています。樟脳は、くすのきの幹、根、葉を煮て、蒸留してつくります。

そのため、くすのきの「樟」の字が使われているのでしょう。

防虫剤には、ナフタリン、パラジクロルベンゼン、ピレスロイドなど、現在ではさまざまなものがありますが、薬品の安全性の観点から、樟脳に改めて注目が集まっています。

アロマというと、ラベンダー、ペパーミント、カモミールなどの香りを想像しますが、樟脳もアロマエッセンシャルオイルの原料として用いられています。

4－アセチルアントロキノノールB、アントロステロールは、炎症性サイトカインの分泌を抑えます

ベニクスノキタケは、なぜ健康維持、健康回復によいのかについて、台湾の大学や研究機関の多くが長年研究を重ね、論文も数多く発表されました。そんななかで、台湾の大手製薬・健康食品メーカーの研究開発チームは、ベニクスノキタケに含まれている4－アセチルアントロキノノールB（4－AAQB）、アントロステロールという成分が、がんに対してとてもよい作用をすることに気づきました。

4－アセチルアントロキノノールB（4－AAQB）、アントロステロールを、経口摂取すると、約30分で、脾臓、肝臓、肺、大腸、腎臓、脳などの器官に達します。

血液によってがん細胞にも運ばれ、細胞死のメカニズムのスイッチをオンにします。そのことにより、がん細胞は縮小していきます。

4－アセチルアントロキノノールB（4－AAQB）、アントロステロールが炎

症細胞に入ると、プロ炎症性サイトカインの産出が著しく減少します。

がん細胞は、成長するために必要な大量の栄養をまかなうために、炎症性サイトカインという物質を出して、栄養豊富な血液を呼び込もうとします。そのことに成功すると、がん細胞はどんどん増殖していきます。

サイトカインは、体内に緊急事態が起こっているということを示すアラームなので、優先的に体中の血液が、炎症性サイトカインが分泌されている箇所に集められます。

そこに4－アセチルアントロキノノールB（4－AAQB）、アントロステロールが入ると、炎症性サイトカインの分泌が抑えられ、活性酸素の除去および自食作用の活性化などの細胞のメカニズムが、厳密に制御されます。

研究の結果、4－アセチルアントロキノノールB（4－AAQB）、アントロステロールには、さまざまな薬理作用と効果のあることが確認されていますが、最も注目されているは、抗腫瘍作用です。

チョレイ（猪苓）の抗腫瘍成分は不明？

チョレイマイタケは、東北地方ではスギマイタケと呼ばれています。ということは、日本でも採れるということですが、残念ながらほとんど食用のようです。しかし、積雪の多い場所に発生する、まれなキノコなので、マイタケのようにスーパーマーケットの店頭に並ぶことはありません。

菌核が、チョレイ（猪苓）と呼ばれ、漢方薬のなかに入っています。猪苓湯（ちょれいとう）、五苓散（ごれいさん）、柴苓湯（さいれいとう）などの漢方方剤に配合されていて、利水、健脾、安神の効能があるとされています。

利水とは、体内に水分がありすぎる状態（水害）を、改善する作用。

健脾とは、脾胃の機能を正常にする作用。中医学では、「脾（ひ）」は栄養素や水分を吸収し、全身に運ぶ役割（運化。うんか）。「胃」は飲食物の「消化」の役割と考えます。ですから、脾胃は西洋医学の「胃腸」にあたると考えてよいでしょう。

安神とは、精神を安定させる作用です。具体的には、浮腫（むくみ）、食欲不振、消化不良、動悸、不眠などに用いられます。

チョレイ（猪苓）に抗腫瘍効果があるとする研究が公表されたのは、最近のことです。菌核から得られた水溶性物質が、担がんマウス（がんを患っているマウス）に対して強い抗腫瘍作用を持つとの報告もあります。

現代医学からは、チョレイ（猪苓）に抗腫瘍効果のあることは、しぶしぶ認められているようですが、「チョレイ（猪苓）の抗腫瘍成分は不明」とされています。

利尿生薬・茯苓（ブクリョウ）もキノコの菌核

ブクリョウは、アカマツやクロマツを伐採して3年から5年ほど経過した切株付近に、見つけることができます。松の根に寄生するサルノコシカケ科のマツホドの菌核を乾燥させたものです。そうです。ブクリョウも菌核なのです。

ブクリョウは、利尿剤として知られています。漢方では排尿を、とても大切にしています。体内に余分な水分がたまった状態を「水滞（すいたい）」あるいは「水毒（すいどく）」と呼び、これを改善する作用を「利水」と呼んでいます。

そうして、尿量の減少や口の渇きのある人の、排尿困難、排尿痛、残尿感、頻尿、むくみなどに、ブクリョウは用いられています。

ブクリョウもチョレイマイタケも、抗腫瘍効果が確認されたのは、近年のことです。腫瘍は、「水滞」「水毒」、それに「むくみ」と関係があるのかもしれません。

茯苓（ブクリョウ）は、恐ろしい数の漢方薬に入っている

茯苓（ブクリョウ）は、漢方薬の世界では、尿量減少、むくみ、食欲不振、元気がない、腹鳴、腹部膨満感、泥状便、下痢、悪心、嘔吐、めまい、不眠、不安感、驚きやすい、動悸、もの忘れ、多痰、咳（せき）などに改善効果があるとされています。

猪苓湯、猪苓湯合四物湯をはじめとし、小半夏加茯苓湯（ショウハンゲカブクリョウトウ）、半夏厚朴湯（ハンゲコウボクトウ）、桂枝茯苓丸（ケイシブクリョウガ

ン）、苓桂朮甘湯（リョウケイジュツカントウ）など、物凄い数の漢方薬のなかに、茯苓（ブクリョウ）は入っています。

ご参考までに、茯苓（ブクリョウ）の入っている漢方薬を、名前だけですが、あげておきます。

芎帰調血飲、芎帰調血飲第一加減、九味檳榔湯、二朮湯、二陳湯、五淋散、五積散、五苓散、人参養栄湯、伏竜肝湯、八味地黄丸、八解散、六君子湯、六味丸（六味地黄丸）、分消湯（実脾飲）、加味帰脾湯、加味温胆湯、加味逍遙散、化食養脾湯、十全大補湯、加味逍遙散加川芎地黄（加味逍遙散合四物湯）、十味敗毒湯、半夏白朮天麻湯、参苓白朮散、参蘇飲、味麦地黄丸、啓脾湯、四君子湯、四苓湯、堅中湯、安中散加茯苓、定悸飲、帰脾湯、当帰芍薬散、当帰芍薬散加人参、当帰芍薬散加附子、当帰芍薬散加黄耆釣藤、抑肝散、抑肝散加芍薬黄連、抑肝散加陳皮半夏、明朗飲、杞菊地黄丸、枳縮二陳湯、柴朴湯、柴胡加竜骨牡蛎湯、柴芍六君子湯、柴苓湯、桂枝加苓朮附湯、桂枝茯苓丸料加薏苡仁、清心蓮子飲、清湿化痰湯、清肺湯、温胆湯、滋陰至宝湯、牛車腎気丸、猪苓湯、猪苓湯合四物湯、甲字湯、疎経活血湯、知柏地黄丸、竹茹温胆湯、胃苓湯、胃風湯、苓姜朮甘湯、苓桂甘棗湯、茯苓沢瀉湯、茯苓飲、茯苓飲加半夏、茯苓飲合半夏厚朴湯、茵蔯五苓散、藿香正気散、補気健中湯（補気建中湯）、解労散、逍遙散（八味逍遙散）、連珠飲、酸棗仁湯、釣藤散、銭氏白朮散、防已茯苓湯、香砂六君子湯、香砂養胃湯、鶏鳴散加茯苓。

β－Dグルカン、β－（1－3）D、β－（1－6）Dグルカンとは

糖を形作る分子の環がたくさん連なったものを多糖類といいます。その多糖類のひとつであるβ－Dグルカンは、数万から数百万の分子量からなるものが多いよう

です。

β－（1－3）Dグルカンとは、糖質の分子のつながり方の一形式です。β－（1－6）Dグルカンは、（1－3）が（1－6）になっていることからもわかるように、分子のつながり方がやや異なっています。

β－Dグルカンの薬効を試した論文やデータの多くは、注射でマウスの血液中に直接β－Dグルカンを送り込んだものです。きのこを口から食べたときには、当然効果が異なります。人間の腸は、数万の分子からなる多糖類をそのままでは吸収することができないうえに、分解する酵素を持っていないからです。

β－Dグルカンを腸で吸収するためには、分子の鎖を数千くらいにまで切る必要があります。

β－Dグルカンの鎖を切らずに摂取すると何の効果もない、ということではありません。腸管を覆う粘膜には、パイエル板というドーム球場のドームのような組織があります。そのパイエル板に粘膜免疫をもたらすリンパ球が組織化されています。

β－Dグルカンが、そのパイエル板を刺激して免疫活動を行うはずなのですが、確認されてはいません。その機序については、しだいに明らかにされると思います。

免疫細胞のマクロファージ、ヘルパーT細胞、キラーT細胞、NK細胞などが連携して、通常はがん化した細胞を見つけ、攻撃し、やっつけます。しかし、これらの免疫細胞の連携が悪いと、働きも悪くなり、がん細胞の増殖に負けてしまい、がん細胞がどんどん増殖することになります。

キノコの成分のひとつであるβ－Dグルカンが体の中に入ると、免疫細胞の連携がスムーズになり、免疫細胞の数も増えることは、わかっています。β-Dグルカンには、がん細胞の増殖を押さえる作用があるのです。

ただし、免疫細胞の働きには個人差があります。がん細胞の性質や、その人の免疫細胞の性質により、ターゲットが十分に見分けられない場合があります。

またβ－Dグルカンに対する免疫細胞の活性化反応にも個人差があります。

さらに困難なのは、がんと識別する特別なたんぱく質「がんペプチド」をがん自身が隠して、外から見えなくしてしまっていることもあります。

がん患者さんにとって大切なのは、がん細胞に勝つことであり、がんから脱出することです。自分には効かない抗腫瘍活性物質を、長々と使い続けるべきではありません。

第5章

治療法は自分で決めよう
自然治癒力を育もう

治療法は自分で決めよう

自分の身体の主人公は、自分である

ヒトというものをどう捉えるかは、病気を治すうえでとても重要です。まず目に見える肉体があります。その肉体が、食べ物を摂って、それをエネルギーに変えて行動しています。

肉体と心と魂が統合された有機体がヒトであると考える人は、現代の日本では少数派かもしれません。しかし、代替治療では、肉体と心と魂を大切にあつかっていれば、人の身体は健康な状態を保つと捉えています。

現代医療の「よい患者さん」の多くは、「自分の身体の主人公は、自分である」ということを忘れているかのようです。少しでも体調が悪くなると、すぐにクリニックや病院へ行って、すべて医師に任せてしまう。

体調不良のほとんどは、身体に気を使っていれば、防げるものです。普段からしっかり身体に気をつかっていないのが、体調不良の原因であると言っていいほどです。

クリニックや病院へ行くと、すぐにすべて医師に任せてしまい、医師が処方した薬を、医師の処方にしたがって服用します。薬のほとんどは症状を和らげるものであり、病気を根本から治すものではありません。

風邪をひいて熱があったときに解熱剤をのみます。そうすると風邪は長引きます。発熱によって風邪の菌と戦っているのに、解熱剤で熱を下げると、風邪の菌と戦えなくなるからです。ですから、少しくらいの熱なら解熱剤は飲まない。鼻水が少し出ているけれども、我慢できる範囲なので、鼻水をとめる薬を飲まない。そのような、お医者さん、病院にとって「面倒な患者さん」が、じつは健康に長寿を全うする人ではないでしょうか。

がんから劇的に生還する人の多くも、「面倒な患者さん」ではないでしょうか。医師のいいなりにはならない、治療の主役は自分だと考えている人の多くが、がんからの生還を果たしているようです。もっとも「治療の主役は自分だ」という信念を持っているのではなく、たんに頑固な人、分からず屋さんもいるので、そこのところはよく見極めましょう。

「神の手」も、身体システムを動かすことはできない

病気を治す治癒の力は、すべてその人のなかにあります。薬を飲むようになったのは、長い人類史のなかでは、つい最近のことです。それまでの長い年月、ヒトは自らの治癒の力で病気を治してきました。

身体は自らの治癒の力で治るのです。「神の手」と称されている外科医の先生でも、自律している他者の身体システムを、動かすことはできません。

外科医の先生が、あなたの体内のがん病巣を、すべて摘出できたとしても、メスで切られたあなたの傷口を治すのは、あなたの治癒の力です。摘出されたがん病巣のあとを、健康なときと同じように修復するのも、あなたの治癒の力です。

郵便はがき

料金受取人払郵便

豊島局承認

1779

差出有効期間
2023年12月
18日まで
（切手不要）

170-8790

443

（受取人）
東京都豊島区千早3-34-5

株式会社インターカルチャー研究所
出版部(アイシーアイ出版)　行

ご購読有難うございました。本書の内容についてご質問など
ございましたら、小社編集部までご連絡ください。

電話：03 (5964) 5621

ふりがな
お名前

〒　　　－
☎　（　　）
ご住所

1 本書を知ったきっかけは？ あてはまる答えに○を付けてください。

a 書店で見て　b 新聞で見て（掲載誌名　　　　　　）

c 知人に勧められて　d 雑誌で見て（掲載誌名　　　　　　）

e プレゼントされて　f インターネットで見て（HP・メルマガ・ブログ）

2 本書を購入された理由は？ あてはまる答えに○を付けてください。(複数回答可)

a タイトルにひかれた　b 内容・テーマに興味があった

c 著者に興味があった　d デザインにひかれた

e 話題となっているから　f 値段が手頃だった

g その他（　　　　　　）

3 本書の評価は？ あてはまる答えに○を付けてください。

タイトル	a 非常に良い	b 良い	c 普通	d 悪い	e 非常に悪い
デザイン	a 非常に良い	b 良い	c 普通	d 悪い	e 非常に悪い
内容	a 非常に良い	b 良い	c 普通	d 悪い	e 非常に悪い
価格	a 非常に良い	b 良い	c 普通	d 悪い	e 非常に悪い

4 ほぼ毎日読んでいる新聞をお教えください。いくつでも。。

a 朝日　b 読売　c 毎日　d 日経　e 産経

f その他（新聞名　　　　　　）

5 本書の感想をご自由にお書きください。

ご協力ありがとうございました。

あなたがご自分の治癒の力を信じる人であれば、もう二度とがんにはならないように、食習慣、生活習慣を変えるはずです。そのことにより、あなたは二度と再びがん患者さんにはならないでしょう。

お医者さんにできることは、あなたはすでに治癒の力を持っているということを、患者に気づかせることです。治療の主人公はあなたです。お医者さんはその手助けをするのです。

病気の人の身体にも治癒の力は宿っていますが、身体が緊張状態にあるため、その力が発揮しにくくなっています。お医者さんは、患者の無意識や心身のあり方に働きかけて、緊張をほぐし、患者さんが本来持つ治癒の力を解き放ってくれます。

優れたお医者さんは、あなたの治癒力を増大させてくれるでしょう。それはとてもありがたいことですが、根本にあるのはあなたの治癒の力です。

自分の内側に意識を向けよう

がんが自然に寛解してしまうといった現象は、医師に引き起こせるものではありません。患者さんが、ご自分の力で起こすものです。

病気になったときには、自分の内面を探究し、自分の心の状態をはっきりと認識することこそが大切です。それが、病気も含めて自分を変えるための第一歩だからです。

それがあってこそ、「自分は、こんなにも自分の生き方から目を背けていたのだ。こんなに頑張りすぎていたのだ。こんなに自己抑制していたのだ」と気づくことができます。

体内の気の流れをよくしておくためには、自分の内側に意識を向けることが必須であり、そのためには自分の内側に意識を向ける訓練をすることです。

気を外に流しっぱなしではいけません。気が身体の中の必要な場所にきちんと行きわたるよう、その流れを取りもどすのです。

自然治癒力を育もう

自然治癒力の三つの働き

がん治療には、がんが「自然退縮」したというようにいうことがあります。その「自然退縮」とは、「自然治癒力」によって、がんが「退縮」したということです。自然に良くなったという意味で、治ったとはいえないものの、だいぶ良くなった、小さくなったということです。

「自然寛解」という言葉もありますが、これは「ある程度良好な状態になっている」ということです。

「自然退縮」「自然寛解」ともに、がん細胞を自然に退縮させたり、自然に寛解させたりする「自然治癒力」が基礎になっていて、「免疫力」や「生命力」と似たような言葉として使われています。

現代医学、現代医療は、対処療法がおもですが、医療はもともと自然治癒力をいかに増強させるかということを課題としていました。いまでは「自然治癒」は、特別な人に起きる奇跡的な現象だ、というようなことになってしまっているようなところもありますが、もともとは誰にでも起こり得る「当たり前」の現象でした。

お腹が痛くなると、いまではすぐにお医者さんのところに行きますが、昔はそうではありませんでした。おかゆをつくってもらったりするくらいで、いわゆる「経過観察」をしていました。そうして、いつのまにかお腹が痛くなくなりました。

だからといって、とにもかくにも「医者嫌い」を貫いていると、重篤な病気になっていたりしたときには、手遅れになってしまうこともありますから、実際の自分の容体をしっかり見極める必要があります。自分でしっかりと見極めることができないときには、やはり早期に受診したほうがよいでしょう。

現代医学においては、自然治癒力の働きは、次の三つであると考えられています。

恒常性維持機能（ホメオスタシス）

体の機能バランスや秩序を正常に保つ働き

自己防衛機能（生体防御）

病原菌などの異物の侵入や変質した細胞を殺傷する働き

自己再生機能（生体修復）

古くなった細胞を修復し、新生細胞と交換する再生の働き

しかし、これだけでは十分ではありません。なぜなら、自然治癒には、気や生体エネルギー、スピリチュアルな要因なども大きく関与しているからです。

ちなみに、漢方医学では、病気の原因である「邪気」を取り去る「去邪」、免疫機能である「生気」を高める「扶正」が、二大治療法です。

薬についても、西洋薬による薬物治療は、「去邪」のみの対症療法です。

それに対して、漢方薬がベースにしているのは、「去邪」ではなく自然治癒力を高める「扶正」です。「扶正」をベースにしながら、個々の疾患に対応する「去邪」を組み合わせて相乗効果を促しています。

自己防衛機能を高めるもの

「ホメオスタシス」とは、体の外部の変化、体内の生理機能のバランスの変化に対して、体の状態を元に戻す機能のことをいいます。汗をかいて体温を元に戻したり、ホルモンの働きによって尿の量を調整して体内の水分を一定に保ったりします。

交感神経は、運動をするときや緊張するときなど、体を興奮させる必要があるときに働きます。副交感神経は、食事中や睡眠時などに、体をリラックスさせるように働きます。

交感神経と副交感神経は、それぞれ相反する方向に働きます。通常は、昼間は交感神経優位、夜になると副交感神経優位に、自然に調節されます。それが、過度のストレスなどで、いずれか片方に偏った状態が続くと、病気が発生すると診ます。

「自己防衛機能」は、細菌やウイルスなどの外敵と戦う力であり、傷ついた細胞や古くなった細胞を修復したり、新しい細胞に交換したりする働きです。

「自己防衛機能」と「自己再生機能」の連携によって、私たちはがん細胞から体を守っています。

自己再生機能は、遺伝子によって受け継がれ、細胞に記憶されています。その遺伝子の記憶に従って壊れた細胞が再生されるわけですが、そのためには、タンパク質でできている細胞の構成要素であるアミノ酸を、バランスよくとる必要があります。

自己防衛機能を高めるには、各細胞に存在する抗酸化酵素「SOD（スーパー・オキシド・ディスムターゼ）」、白血球に存在する「マクロファージ」、「リンパ球」、「顆粒球」などをバランスよく強化する必要があります。

SOD、マクロファージ、リンパ球、顆粒球

SOD（スーパー・オキシド・ディスムターゼ）

余分な活性酸素を取り除いて細胞を守ります。

マクロファージ（大食細胞）

白血球の約5%を占める単球は白血球のなかでいちばん大きく、組織内に入ってマクロファージ（大食細胞）に変化します。

マクロファージは、細菌や異物などをキャッチして貪食殺傷し、細菌や異物の情報をリンパ球にいち早く知らせます。

ヘルパーT細胞と共同してサイトカイン（細胞間情報伝達物質）を放出し、免疫を活性化させます。

リンパ球

細菌やウイルス、がん細胞などを攻撃殺傷します。リンパ球の力が弱くなっていると、抗原抗体反応がうまく行なわれず、がん細胞などの増殖を抑えることがむずかしくなります。

顆粒球

体内に入った細菌や雑菌、食中毒を起こすO—157やピロリ菌など、比較的大きな細菌を食べて殺します。それをとくに貪食（どんしょく）といいます。

貪食とは、一般的には体内の細胞が不必要なものを取り込み、消化し、分解する作用のことです。貪食する対象は、おもにアポトーシス（プログラムされた細胞死。自然死）によって死滅した細胞、体内に侵入した異物や病原体、がん化した自己の細胞などです。

この顆粒球の働きが低下し、菌がはびこると、食中毒、コレラ、結核、破傷風、胃潰瘍、赤痢などを引き起こします。

顆粒球は、リンパ球と共に免疫バランスに深く関わっていますが、交感神経優位が続いて増えすぎると、自己細胞を傷つけて、がん誘因の原因になるなど、多大な影響をおよぼします。

こうした担い手によって維持されている自己防衛機能が低下すると、当然、ホメオスタシスの働きや自己再生機能も低下します。その意味では、この自己防衛機能こそが自然治癒力の要ということになります。

免疫力とがんとの関係

がん細胞の増殖を阻むためには、白血球（リンパ球）のなかのNK細胞の働きが重要になります。

リンパ球のT細胞やB細胞は、他からの信号を受けて血液中に増加するのに対し、

ＮＫ細胞はナチュラルキラーという名称が示すように、生まれながら殺傷力を備えています。

全身におおよそ50億個も存在していて、つねに体内をパトロールしながら、がん細胞や腫瘍細胞などを見つけると直ちに攻撃します。

がんの予防と治療に重要な役割を果たしているＮＫ細胞の活性を促すのが、トランスファー因子をはじめとしたサイトカインです。

ヒトは、交感神経優位が続くと、顆粒球が過多になり、活性酸素が増え、がんが発生しやすくなります。

反対に、副交感神経優位が続くと、リンパ球が過多になり、アレルギー性の病気が起きやすくなります。

ただし、リンパ球が増えると、ＮＫ細胞の活性が高まるので、がん患者さんは、副交感神経優位をある程度続けて、リンパ球を増やして、ＮＫ細胞の活性を高め、がんをやっつけたほうがいいということになります。

ところが、がん患者さんは、リンパ球が30％以下に減少していることが多いのです。進行がんでは約20％、末期がんでは10％前後まで低下しているようです。がんが再発しない人たちは、リンパ球が40％以上になっているという興味深いデータもあります。

交感神経と副交感神経のバランスが大切であるということを前提にして、副交感神経優位による免疫系の働きにより、細胞のがん化、がん細胞の転移、再発も抑えましょう。

なにが治癒力を高めるのか、阻害するのか

精神神経免疫学の発展により、「病は気から」の根拠も得られつつあります。自律神経・内分泌系・免疫系が三位一体となって、自然治癒力の働きを発揮しているわけです。

体に異変が起きると、脳はアセチルコリン、ノルアドレナリン、ドーパミンなど

の神経伝達物質を出して、自然治癒力が低下しないようにします。

元気や、やる気に関わるセロトニンというホルモンには、ドーパミン（喜び、快楽）やノルアドレナリン（恐れ、驚き）などによって巧みにコントロールし、精神を安定させます。

ところが、このセロトニンが不足すると、感情にブレーキがかかりにくくなり、快楽から抜け出しにくくなります。そのため、依存症に陥ったり、うつ病になったりしやすくなります。

これらは、「心の持ち方によって免疫の強さが左右される」ことを裏付けています。

精神（心の状態）が、神経を介して免疫機能に影響することは、心身医学の領域で研究され、臨床に応用されています。ですから、体の治癒力とともに、心の治癒力が大切だということが言えるわけです。

健康食品を摂取した場合、それが本当に免疫力を高めたのか？　それともその人の心の持ち方が免疫力を高めたのか、については、はっきりとした結論は、まだ出ていません。

なぜなら、その健康食品の成分を数値化することはできても、それをとる人の心の変化は数値化できないからです。

人間に本来備わっている自然治癒力を引き出すヘルスケア・システムである統合医療を提唱しているアンドルー・ワイル博士は、『癒す心、治る力』のなかで、治癒系を阻害する要因には、大きく次の8つがあると述べておられます。

エネルギー不足
循環不全
浅い呼吸
防衛障害
有害物質
老化
心理的要因
精神的・霊的な問題

第6章

4-アセチルアントロキノノールB、アントロステロールに関するQ&A

Ⅰ.４－アセチルアントロキノノールB、アントロステロールの原材料は？

1．一口で言うと、どんなキノコですか？

台湾だけに生息するキノコ（真菌類）です。いろいろな説があるのですが、おおよそ450～2000メートル級の高山に自生する希少種で、学名はAntrodia cinnamomea（アントロディア・シンナモメア）です。

サルノコシカケ科のキノコで、古くより漢方薬の素材になっています。

クスノキの木の一種の牛樟樹の幹にできた洞にのみ寄生するため、数は少なく、近年は採集が厳しく規制されています。

色は鮮紅色から褐色に移るあたりの色で、「森の宝石（ルビー）」と呼ばれています。

台湾の人々にとっては、昔から肝臓や腎臓などのお薬（民間薬）でした。高い薬理作用に注目が集まり、大学や製薬会社の多くが研究を重ね、数多くの論文が発表されました。

そうしたなかで、ベニクスノキタケ由来の成分である4－アセチルアントロキノノールB、アントロステロールには、高い抗がん作用のあることが、台湾はもちろんのこと、米国など多くの国で明らかになりました。残念ながら日本では、まだ認められていません。

抗がん作用のあるキノコ、すなわち「抗がんキノコ」には、サルノコシカケ、アガリクス、メシマコブ、カバノアナタケなど、すでにさまざまなものが登場しています。

そんななかで、ベニクスノキタケ由来の4－アセチルアントロキノノールB、アントロステロールという成分は、抗がん作用の強さで群を抜いています。ただし、これは、海外での研究においてです。巻末の参考資料1と2をご参照ください。

4－アセチルアントロキノノールB（4－AAQB）という成分の抗腫瘍作用に

は、目を見張るものがあり、2010年代後半より、ベニクスノキタケ由来の抗腫瘍作用の研究は、海外では4－アセチルアントロキノノールB一色ともいえる状況になっています。

巻末の参考資料2で、世界各国の医学論文をご紹介しましたが、すべて4－アセチルアントロキノノールB（4－AAQB）成分についてです。

医学論文では、4－アセチルアントロキノノールBは、4－AAQBと表記されます。医学論文で4－AAQB を見つけたならば、それは4－アセチルアントロキノノールBのことです。

2．ベニクスノキタケには、どんな健康効果があるのですか？

現在、最も注目されているのは、抗腫瘍作用です。ベニクスノキタケに含まれている次の成分は、いずれもがんの発症や増殖を抑え、免疫力を高め、がんを排除する作用のあることがわかっています。

4－アセチルアントロキノノールB（4－AAQB）
アントロステロール
β－Dグルカン
トリテルペン類
SOD

4－アセチルアントロキノノールBとアントロステロールは、とくに腫瘍の増殖を抑えて自然死（アポトーシス）させるという理想的な抗腫瘍作用を持っています。ただしアントロステロールも4－アセチルアントロキノノールB（4－AAQB）も、ベニクスノキタケの菌糸体を発酵培養しなければ十分に発現しない物質です。しかも、その発酵培養には、かなり特殊な技術が必要です。

なんとかして高い抗腫瘍作用のある成分を抽出できないかと、研究を重ね、工夫を重ねることにより、そのようなことができるようになりました。

それに、腫瘍の発症や増殖を抑え、免疫力を高め、腫瘍を排除する作用のある、4－アセチルアントロキノノールB（4－AAQB）、アントロステロール、β－Dグルカン、トリテルペン類、SODなどに相乗効果のあることも分かってきました。

3．薬用にキノコそのものを使わず、なぜ菌糸体を使うのですか？

キノコは、食用にするカサや軸の部分を子実体、木や土に根付く根っこの部分を菌糸体といいます。

キノコの本体というと、一般にはカサや軸の部分を指しますが、健康効果、抗腫瘍作用の本体は、じつは菌糸体なのです。ベニクスノキタケに限らず、キノコの健康効果の多くは、一般にはあまり目に触れることのない菌糸体に、ぎっしりと詰まっているのです。

それに、菌糸体は水分が少ないこともあって、有効成分を効率よく取り出すことができます。ですから、キノコそのものではなく、菌糸体を特殊な技術を用いて発酵培養させ、さらに特殊な技術を用いて有効成分を抽出したのです。

参考資料1でご紹介しました世界各国の発明展での受賞は、ベニクスノキタケの菌糸体を発酵培養させ、人を健康にする有効成分を抽出することに必要不可欠な技術開発がおもです。

自然の非常にすぐれた素材に、最先端のバイオテクノロジーすなわち生物工学があわさって、4－アセチルアントロキノノールB（4－AAQB）という成分の抽出が実現したのです。

Ⅱ. 4-アセチルアントロキノノールB アントロステロールとは何ですか?

1. 一口で言うとなんですか

4-アセチルアントロキノノールB、アントロステロールは、台湾だけに生息するベニクスノキタケというキノコを発酵培養し、健康効果、抗がん作用のあるさまざまな成分を、特殊な方法で抽出しました。4-アセチルアントロキノノールB、アントロステロールは、それぞれそれらの成分のひとつです。

ベニクスノキタケは、450~2000メートル級の奥深い山林に生育する牛樟樹の幹にできた空洞内に寄生しています。そのベニクスノキタケの菌糸体を固形発酵培養することに成功したことにより、必要なだけ大量に、安価に手に入るようになりました。

2．ベニクスノキタケにはどのような成分が含まれているのですか

4－アセチルアントロキノノールB、アントロステロール……抗腫瘍作用があります。それも、腫瘍細胞をアポトーシスさせるという夢のような作用です

GABA（ギャバ）……一般には「睡眠の質を向上させる」ということで知られています。抗腫瘍作用の観点からは、肝機能改善作用、血圧上昇抑制作用が注目されます

β－Dグルカンなどの多糖類……一般には「免疫機能を高める」ということで知られています。抗腫瘍作用、高血圧改善作用、血糖降下作用などもあります

トリテルペン類……抗腫瘍作用、抗炎症作用、抗酸化作用、抗アレルギー作用、血圧降下作用があります。そのほか肝機能を向上させ、脂肪やコレステロールの分解を促進する作用もあります

エルゴステロール……日光に当たるとビタミンDに変化するので、骨粗鬆症を予防し、改善してくれます。抗腫瘍作用もあります

SOD（スーパーオキシドディスムターゼ）……活性酸素を分解してくれる酵素です

核酸……新しい細胞をつくるときに必須の物質なので、血行促進作用、老化防止作用があります

Ⅲ．どのように摂取すればいいのでしょうか？

1．他の医薬品と一緒に摂取してもかまいませんか？

いくつもの薬を同時に飲むときには、細心の注意を払う必要があることはよく知られています。お医者さんや薬剤師さんは、患者さんがいくつもの薬を同時に飲むときには、細心の注意を払っています。

1つずつでは問題ないお薬が、お薬とお薬の「飲み合わせ」、お薬と食品（飲み

物や嗜好品含む）の「食べ合わせ」によって、薬の働きが強くなってしまったり、弱くなってしまったりすることがあります。そのほか、よくない作用が生じることもあり、これについてはとくに注意が必要です。

お薬とお薬の「飲み合わせ」、食品との「食べ合わせ」による影響を、「相互作用」といいます。4－アセチルアントロキノノールB、アントロステロールを含むものと、いろいろな薬を一緒に摂取し、悪い相互作用が発生したという報告はありません。

厚労省から、「4－アセチルアントロキノノールBの摂取に気をつけてください」「アントロステロールは要注意食品です」というような指摘を受けたことも、もちろんありません。

薬と並行して摂取しても問題ないのですが、どうしても気になる方は、「薬とは時間をあけて飲む」とよいでしょう。

4－アセチルアントロキノノールB、アントロステロールの吸収、ほかのお薬の吸収をよくするためにも、「薬とは時間をあけて飲む」とよいでしょう。

2. 汚染や添加物の問題はありませんか?

4－アセチルアントロキノノールB、アントロステロールは、残留農薬検査、重金属検査、染色体異常試験をはじめとし、かなり厳密なさまざまな臨床試験をクリアしています。「汚染や添加物」およびそれらに関係するものすべて、まったく問題ありません。必要と考えられる安全性試験は全てクリアしています。

2015年5月4日、厚生労働省は、「固体培養ベニクスノキタケ（アントロディア・カンフォラタ）の菌糸体」を「非医薬品リスト」に追加しました。

「固体培養ベニクスノキタケの菌糸体」は「安全性において問題のない食品である」と、厚生労働省に認められたのです。

ベニクスノキタケの菌糸体から抽出された4－アセチルアントロキノノールB、アントロステロール成分を安心しておのみください。

参考資料3

4-アセチルアントロキノノールB、アントロステロールをのんでいる台湾の人、日本の人、 体験報告

4-アセチルアントロキノノールB、アントロステロール成分を含むものをのんだ台湾の人たち

台湾では、ベニクスノキタケは家庭薬として古くより愛用され続けてきました。そのためベニクスノキタケの効能に関する資料は、沢山あります。

近年になって、4-アセチルアントロキノノールBという成分が発見されました。それ以前には、4-アセチルアントロキノノールBが含まれているという理解はないまま、他のさまざまな成分とともにのんでいたようです。

近年になって4-アセチルアントロキノノールBという成分が発見され、そのことだけで注目が集まったわけではありません。

まずベニクスノキタケの菌糸体を発酵培養し、特殊な方法で4-アセチルアントロキノノールBの抽出に成功しました。そのことにより、4-アセチルア

ントロキノノールBを、大量に、安価に手に入れることができました。

そのうえ特殊な方法で抽出した4‐アセチルアントロキノノールBが、それまでとは比較にならないほど大きな力を発揮することがわかりました。さらに4‐アセチルアントロキノノールBを含む健康食品を製品化し、実際にのんでもらったところ、大きな作用がありました。

ここに掲載するのは、ベニクスノキタケの菌糸体を発酵培養して4‐アセチルアントロキノノールBを抽出したものを製品化したのちの台湾の人たち6人の物語です。

最初の3人は、お話を読ませていただきまとめました。そのあとの3人は、ご自分の体験を綴られたものです。

参考1　60代　男性
下咽頭がん第Ⅳ期だったが全摘出しなかった

下咽頭がん第Ⅳ期は、通常は全喉頭切除

この方は、4－アセチルアントロキノノールB、アントロステロールの故郷の台湾の方です。薬科大学をご卒業になられた後、しばらくお勤めになっておられましたが、医薬品と健康食品の会社を創業され、「台湾の味の素」「台湾のサントリー」といわれるまでになされました。

そうして、会長となって、第一線を退かれました。

激務から解放されて、ほっとしたのも束の間、空気や飲食物の通り道である下咽頭に、がんができていることがわかりました。それは、かなり大きくなっていて、第Ⅳ期でした。いわゆる末期がんです。

下咽頭がん第Ⅳ期となると、全喉頭を切除しても、3年生存率は、30%から60%

だそうです。台湾では3年生存率をよく見るので、そういうことになっているのですが、30％から60％は、幅がありすぎるような気がしますね。

日本では「5年生存率」ということがよく言われます。日本での下咽頭がん第Ⅳ期で全喉頭切除を行ったときの5年生存率は、34．6％です。

下咽頭がん第Ⅳ期と診断された会長さんは、通常ならばすぐに手術をするのですが、そうはなりませんでした。

下咽頭がんに対しては、台湾ではかつては化学療法（抗がん剤による治療）、放射線治療も行っていたのですが、どちらも効果が不十分でした。そのため、現在では化学療法、放射線治療は補助的に行われることもあるというようなことになっていて、下咽頭がん第Ⅳ期は、即、全喉頭切除です。

会長さんは、その運命をきっぱり拒否されました。

下咽頭腫瘍切除のため、すでに声帯の半分を除去していた

会長さんは、4－アセチルアントロキノノールB、アントロステロールを飲んで身体を調整し、台湾の3年生存率30％から60％をほぼクリアしてしまいました。そうして、さらに日本の5年生存率34．6％に近づこうとしています。

思い起こせば、4年ほど前の春、声が理由もなく消えてしまうことがありました。しばしば、そのようなことがあったのです。

現場に出て、みんなを叱咤激励するとき、急に迫力がなくなりました。親戚や友人とのお茶の時間の口コミの喜びも奪われました。

近くの診療所をはじめ高雄の有名な大型病院にも出かけました。

そうして、最も信頼できる医師を主治医にし、喉と食道の間に隠された下咽頭の腫瘍を切除しました。そのとき、まことに残念なことに、声帯の半分を除去しました。

その直後のことです。腫瘍（すでに間違いなくがん）が、再び広がりはじめて、

喉の半分に散らばっているようだ、という知らせがありました。

4-アセチルアントロキノノールB、アントロステロール服用により、白い斑点を消すことに成功していたのに

さて、話はその2年前に遡ります。

彼には白い斑点の発症がありました。白斑は口腔がんの徴候と見なされます。過去の悪しき習慣も問われました。喫煙（ヘビースモーカー?）、アルコール（深酒?）、マレーシアのペナンでの遊興、ナイトライフの習慣も白い斑点の発症の原因になるということで、詳しく聞かれたそうです。

会長は、薬専出身なので、白い斑点の発症については、人一倍心配したそうです。友人が、4-アセチルアントロキノノールB、アントロステロールを紹介したのは、そんななかでのことでした。会長さんは、半信半疑で45日間飲み続けました。白い斑点が落ちたのは、その45日目でした。それっきり、再発しませんでした。

そのことが、会長さんが4－アセチルアントロキノノールB、アトロステロールを信じさせました。魔法のようにも感じたようです。

会長が、4－アセチルアントロキノノールB、アントロステロールを研究し、販売するようになったのは、そのことがあってすぐのことでした。

しかし、残念なことに、会長はこのとき、4－アセチルアントロキノノールB、アントロステロールをたんなる健康製品と見なしていました。そのため、毎日服用するという習慣はありませんでした。

4－アセチルアントロキノノールB、アントロステロールを服用することによって、白い斑点の発症問題は、たしかに解決しました。しかし、それだけではなかったのです。彼の体内には、もう一つ大きな爆弾が、眠っていたのです。

会長さんは、その爆弾に気がつきませんでした。

そのことが、全喉頭摘出の手術に同意のサインする結果を招いたのです。

3度、手術室から逃げ出しました

彼は、「全喉頭摘出術の同意書」にサインしたものの、心のなかは平静ではありませんでした。というより、怒濤が荒れ狂っていました。

声を失うのですから、営業も交渉ごとも伸び伸びと行うことができません。それは、彼の最大の競争優位性を失うことを意味します。声が出なくなった後に備えてのさまざまな訓練は、男としての自信と喜びを失うための訓練のようです。

手術後に残された気管切開は、布で覆われてはいます。しかし、それはみんなに明らかにされます。肺に空気を送り、痰を吸引しやすくするために、気管に孔を開け、気管切開チューブが挿入されるのです。

それらのことを受け入れられないため、彼は3度、手術室から逃げ出しました。オープンナイフルームから脱出し、台湾の耳鼻咽喉科の権威のクリニックで奇跡を求めるなど、3度もオープンナイフルームから脱出したのです。

彼が、彼の人生を継続するためには、声と一緒に生きることが重要です。

全喉頭摘出術を受け入れることはできない。それが彼の最終案でした。

西洋医学が、全喉頭摘出以外の方法を考え出すことができなかった場合、西洋医学の治療を受けるのをやめる。それも彼の最終決定でした。

医師の側は、何人もの医師のサポートを求め、最終的に放射線治療を選択し、全喉頭切除を放棄しました。補助的治療となってしまっていた放射線治療を、全面的に選択し、全喉頭切除を放棄したのです。

彼はいま、自分らしく生きています。

放射線治療を受ける1ケ月前から現在まで、会長さんは1日3本のアントロステロール抽出液を飲んでいます。少ししてから、アントロステロール丸も服用するようになり、3年生存に成功しました。

現在、彼は高雄と深センで4ｰアセチルアントロキノノールB、アントロステロール成分の入ったものを販売し、まだ毎日4ｰアセチルアントロキノノールB、アントロステロールを服用し続けています。

それに規則的で適度な運動を欠かしません。親戚や友人たちは、彼が重篤な病気を持っていることを、ほとんど認識していません。

医師は、彼の声帯の傷が癒えるのを待って、声帯を人工的に再構築しました。そのことによって、元の状態にほぼ（90％ほど）戻ることができたようです。

彼はいま、自分らしい生活を再構築し、自分らしく生きています。

参考2　50代　女性
肺がんが家にやってきました

75％の治癒率を確保するために、手術を！

がんが発見された時、彼女は泣いてしまいました。

肺がんを告げた医師は、まだ初期であり、75％の治癒率ですと、彼女をなぐさめました。そして、その75％の治癒率を確保するために、手術をすることを勧めました。

彼女は手術を受け入れました。

「病気の場所はとても小さいので、ほんの少しカットするだけです」という医師の言葉に、嘘はありませんでした。それは本当です。

しかし、1年後、その医師がいいました。

「再発が広がっています」と。

アントロステロールはがん細胞のアポトーシス（自然死）を促進する

がん細胞は、がんが発症した場所以外の組織に、大きく浸透していました。彼女の医療記録の分類は、「軽度」から「最後の期間」に移動しました。

がんが拡散した転移の発見は、2017年3月。同年5月には治療薬を飲み始めました。マルチスライスCT検査を行うとともに、4－アセチルアントロキノノールB、アントロステロールの服用も開始しました。

現在、4－アセチルアントロキノノールB、アントロステロールに関する医学論文のすべては、4－アセチルアントロキノノールB、アントロステロールが、がん細胞のアポトーシス（自然死）を促進することができる、という結論に達しています。台湾では、とくに4－アセチルアントロキノノールB、アントロステロールの医学研究がさかんなため、彼女はよく知っていました。

台湾の知人のがん患者も、西洋医学の主要な治療を、4－アセチルアントロキノノールB、アントロステロールと食事に置き換えて、どんどんよくなっています。

自分自身と「生と死」との妥協を、それぞれに交渉する毎日です

「病院を批判するわけではありません。がんが第4段階に達している私自身の選択です。この段階に達している私に、病院が提供する治療は、苦痛が大きすぎます。肉体的にも精神的にも」。

生と死の概念を変え、日常を歩きます。

それが彼女の信念になりました。

4－アセチルアントロキノノールB、アントロステロールと、からだによい食事は、放射線や化学療法のように激しい副作用をもたらすことはありません。

がんの第4段階という判決を受けた彼女は、50歳を過ぎてから夫との2人の生活を再建し、成功しています。

毎朝、夫と一緒に4－アセチルアントロキノノールB、アントロステロール成分の入ったものを食べます。その後、彼女は散歩に行きます。家に帰ると、朝食を好まない夫に、無糖豆乳を飲むよう促します。

危険な「晩年の精神」に直面していることがわかったうえで、リスクの高い慢性疾患の視点で、がんの体を治療するのです。4－アセチルアントロキノノールB、アントロステロールをレバレッジとして。

自分自身と生との妥協、自分自身と死との妥協を、それぞれに交渉する毎日です。

参考3

60代　男性
前立腺がんが慢性疾患に変わった

前立腺肥大症、前立腺炎でもＰＳＡは高くなる

「前立腺生検」を受けても、前立腺がんが見つかる確率は、通常40～50％（ＰＳＡが4～10ｎｇ／ｍｌの場合は30～40％）といわれています。つまりＰＳＡが高いので「前立腺生検」を受けても、6割近くの方は、前立腺がんが検出されないということです。

前立腺がんが検出されない方々の大半（70％程度）は、以下によるものです。

前立腺肥大症

前立腺炎

前立腺肥大症、前立腺炎によるＰＳＡの上昇は、それらの治療を受けることによりＰＳＡ値は下がります。

その方々が70％程度ということは、残りの30％程度の方には、前立腺がんが隠れている可能性があるということです。

それに、1回の「前立腺生検」で、前立腺がんが見つけられなかったということは、意外に多いのです。前立腺がんの病変はかなり小さく、細い針で数ヶ所（通常8～12ヶ所）検査しただけでは、つかまえられないということでしょう。

そのような場合、2年ほどのうちにＰＳＡが徐々に上昇して、「前立腺生検」前の2倍以上になることがあります。その場合は、前立腺がんが隠れていることを疑う必要があります。

徐さんの前立腺がんは、外側向かって成長していた

２０１７年冬、徐さんは、股関節の骨の周りに痛みを感じました。医師は腫瘍が

あるかもしれないと、詳細に検査をしました。

そうして、徐さんのPSA指数が560（?元の報告のままです）であることから、「徐さんは前立腺がんを患っている」と宣言しました。

一般的な前立腺がんは、内側に成長します。そのため、尿量が減少したり、尿が出なくなったりします。

ところが、徐さんの前立腺がんは、外側向かって成長するものであったために、トイレに行ったときに、障害を引き起こすことはありませんでした。

ですから、股関節の骨付近に痛みが出てくるまで、前立腺がんが疑われることはなかったのです。

アントロステロールを服用し続け、医師の治療計画に協力

ある夜、耐え難いまでの痛みに襲われ、大きな病院で3本も鎮痛剤を注射してもらいました。そのことにより、ようやく眠りにつくことができました。

その後、2週間も経たないうちに痛みが消えてしまいました。なぜだろうと、原因を探して思い当たったのは、4-アセチルアントロキノノールB、アントロステロールでした。

徐さんは、前立腺がんを患っていると宣告された直後から、4-アセチルアントロキノノールB、アントロステロールを飲んでいたのです。

痛みが消えていることを確かめた医師は、西洋医学の鎮痛剤を服用し続ける必要はないといいました。

PSA指数も560から16にまで激減しました。フォローアップのX線画像データも、徐さんの前立腺がんがスムーズに大幅に縮小したことを示しました。

徐さんは、4-アセチルアントロキノノールB、アントロステロールを服用し続け、医師の治療計画に積極的に協力し続けています。

参考資料3

4-アセチルアントロキノノールB、アントロステロールをのんでいる台湾の人、日本の人、体験報告

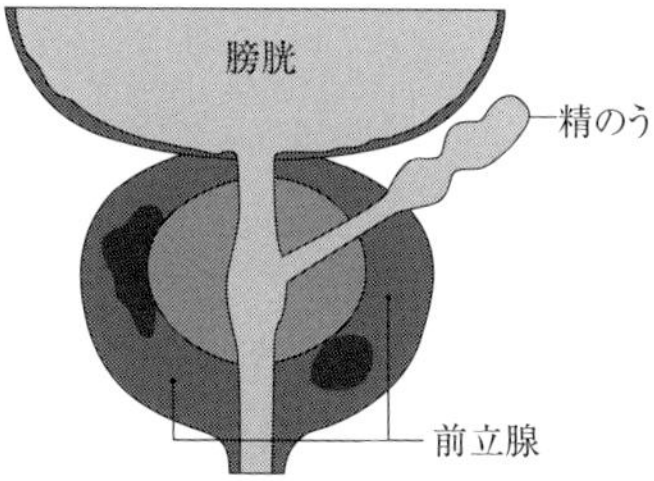

●限局がん
がんが前立腺内にとどまっている
場合

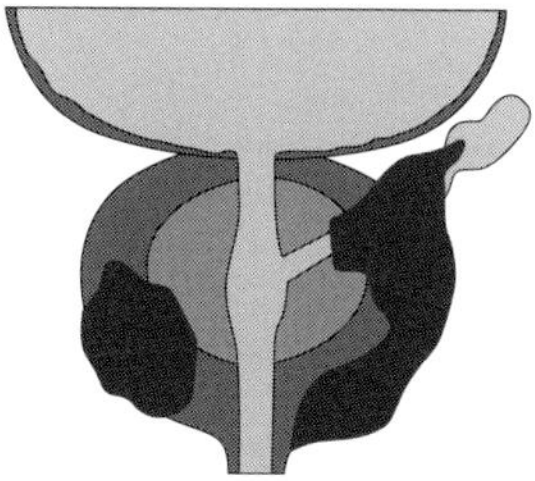

●局所浸潤がん
がんが前立腺の被膜を破って
進展している場合

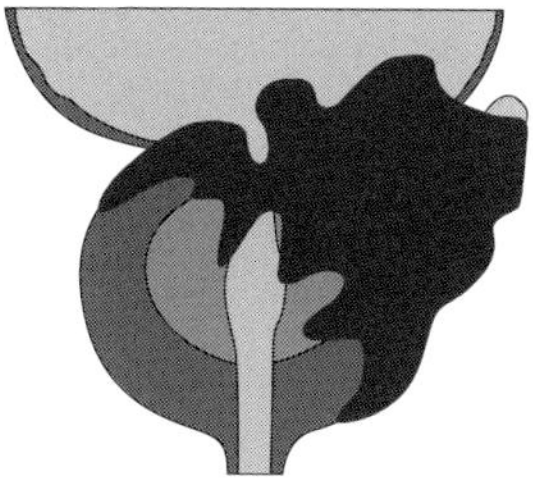

●周囲臓器浸潤がん
がんが前立腺に隣接する膀胱の一部、
直腸などに及んでいる場合

出典：国立がん研究センターがん情報サービス

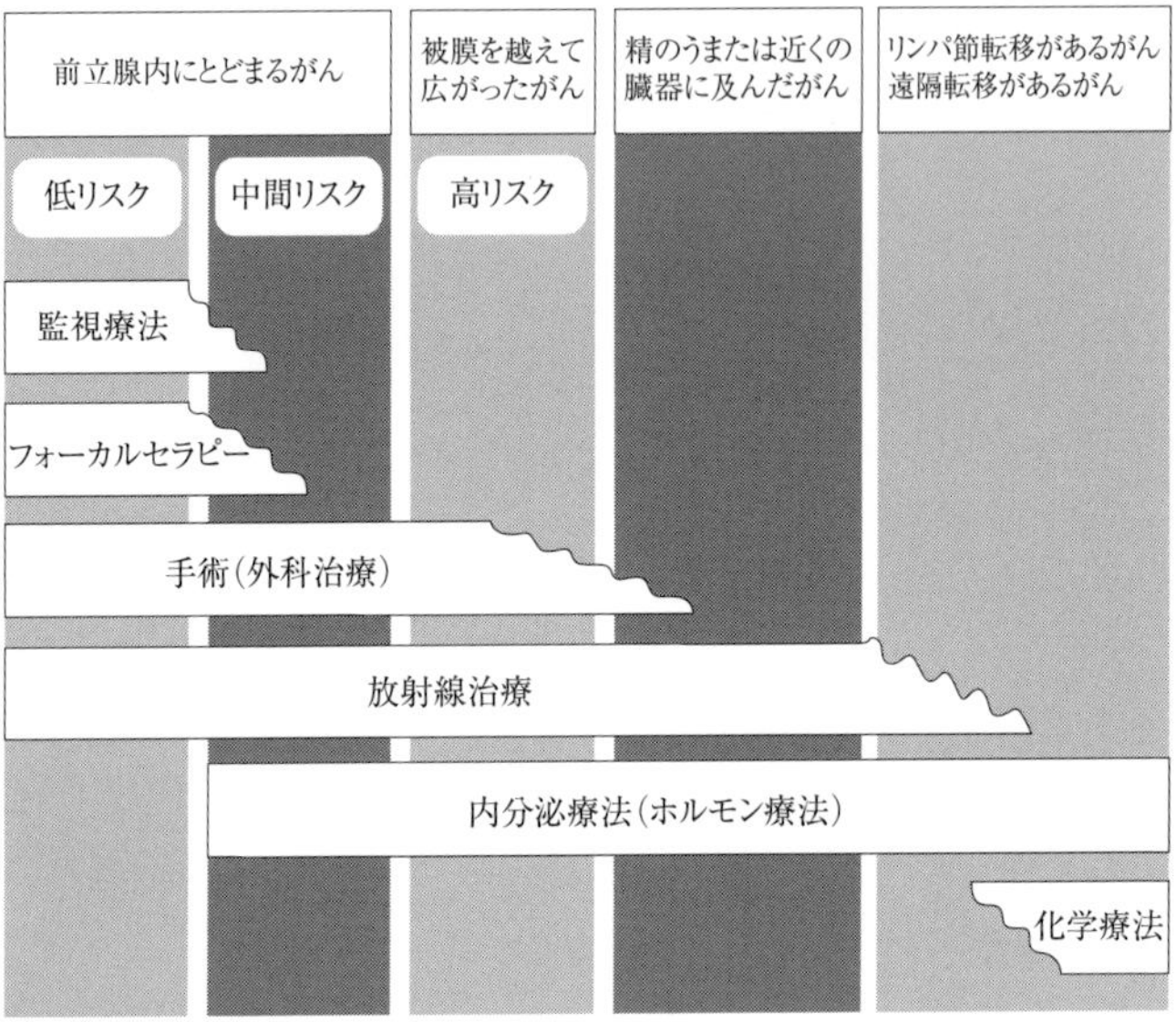

出典:日本泌尿器科学会編「前立腺がん診療ガイドライン 2016 年版」
を「国立がん研究センターがん情報サービス」が改変したもの

参考4　30代　男性

異常に高いγ-GPT、GOT値が下がった
γ-GPT、GOTの数値が異常に高く、がん発症の危険性が

27歳の時に、γ-GPT（注1、注2）、GOT（注3、注4）の数値が異常に高く、γ-GPT値が300を超えることもありました。

驚いて、肝炎ではないかと、B型、C型、H型などさまざまな肝炎の検査をしましたが、いずれでもないことがわかりました。

結局、原因はわからずじまいで、ストレスが原因ではないかとの診断でした。

症状としては、疲れやすいというか……、疲れが抜けないという感じでした。

お医者さんからは、

「40歳代から50歳代になったころ、がんを発症してもおかしくないので、気をつけてください」

と言われました。

4－アセチルアントロキノノールB成分の入ったものを摂取すると、γ-GPT、GOTの数値が下がった

その後、数値はかなり下がったのですが、それでもいつも100前後はあり、100前後をいったりきたりでした。男性の基準値は80以下ですから、相変わらず高い状態でした。

風邪をひくと治りにくく、微熱が1カ月以上続くこともありました。

今回、新型コロナウィルス感染症が流行しているということもあり、免疫力をあげたほうがいいと、かかりつけ医の先生が、4－アセチルアントロキノノールB、アントロステロールの成分の入ったものを勧めてくださいました。

効果はすぐに実感しました。

飲み始めの1週間くらいは特に感じなかったのですが、2週間を過ぎると、朝の

目覚めがスッキリとしていて、疲れが抜けていることがわかりました。
こんな体験は始めてのことです。
数値も50を切り、正常値の範囲内に入りました。
ほんとうにびっくりなのですが、しばらくは飲み続けていきたいと思います。

注1.

γ-GPTは、肝臓、腎臓、膵臓などの細胞に含まれている、たんぱく質を分解する酵素です。

肝臓、腎臓、膵臓などの組織に障害が起こったり、肝・胆道系に閉塞があったりすると、γ-GPTが血液中に流れ出てきます。したがって、肝臓および胆道系疾患のスクリーニング（選別検査，ふるい分け）としてよく用いられます。

またγ-GPTは、アルコールに敏感に反応し、肝障害を起こしていなくても、お酒を飲むと、数値が高くなります。健康が維持されていると、お酒を飲んだためにγ-GPTの数値が上昇しても、すぐにもとに戻ります。

そのため、一定期間お酒を飲まないでいて、γ-GPTの再検査をします。再検査で、γ-GPTの数値が基準値に戻っていれば、γ-GPT数値の上昇は、お酒を飲んだためであったことがわかります。

一定期間お酒を飲まないでいて、γ-GPTの再検査をしたところ、γ-GPTの数値が高いままだったら、肝臓や膵臓などの障害が疑われます。

また最近では、「非アルコール性脂肪性肝炎」でも、γ-GTP値が上昇することがわかってきました。「非アルコール性脂肪性肝炎」は、アルコールに関係なく肝臓に中性脂肪がたまり、それが原因で起こった肝炎のことです。

注2．

γ-GPTの基準値は、男性：80 IU/L以下、女性：30 IU/L以下です。

基準値より高ければ、急性肝炎、慢性肝炎、肝硬変、肝がん、アルコール性肝障害、非アルコール性脂肪性肝炎、薬剤性肝障害、胆道系疾患などの疑いがあります。

基準値は検査機関によって異なることがあります。

注3.
GOT(AST)は、肝細胞でつくられる酵素で、「トランスアミナーゼ」と呼ばれています。肝臓でアミノ酸の代謝にかかわる働きをしています。
肝細胞が破壊されると、GOTは血液中に放出され、GOT値が上昇します。
GOTは、心筋、骨格筋、赤血球中などにも多く含まれています。

注4.
GOT(AST)の基準値は、7~38 IU/Lです。GOT値がこれより高いと、急性肝炎、劇症肝炎、慢性肝炎、アルコール性肝炎、脂肪肝、肝硬変、肝がんなどの疑いがあります。

参考5

60代　女性
下部直腸がん　ステージⅡ→ステージⅢ→摘出成功
直腸周囲のリンパ節　転移陰性
大動脈周囲リンパ節　転移陰性→陽性

ステージⅢ下部直腸がんを摘出したあと、ポートから抗がん剤を注入

最初にお医者さんに診ていただいたときには、下部直腸がんのステージⅡという診断でした。直腸の最も肛門に近い下部直腸に、ステージⅡのがんができていたのです。

そのことがわかったときは、まだステージⅡなので、経過観察を行うことにしようという治療方針でした。

経過観察を行っているうちに、下部直腸がんがステージⅢにまで進行しました。

そこで、外科手術（直腸がん摘出）を行うことになりました。

手術は成功し、下部直腸がんはきれいに取り去ることができました。

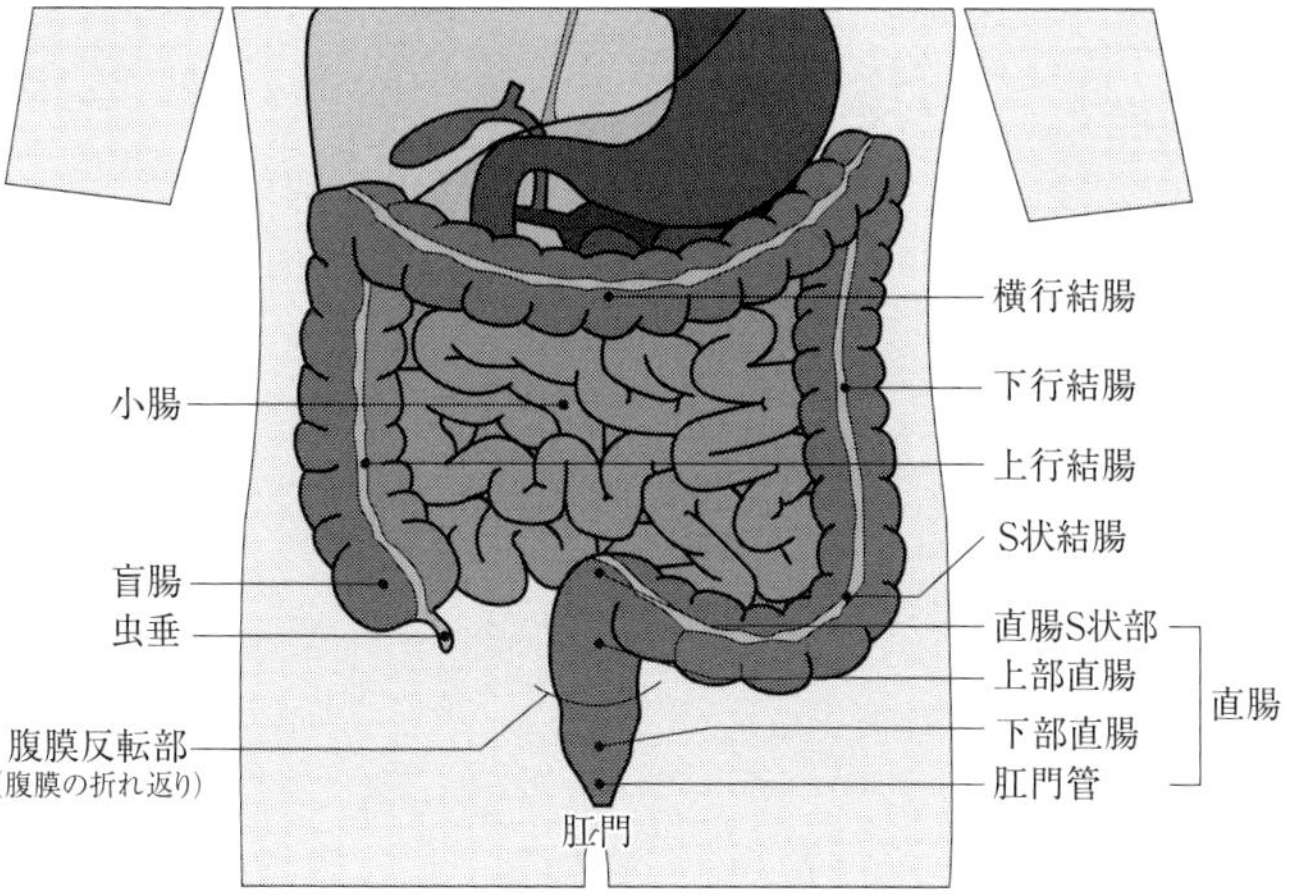

しかし、念のために抗がん剤治療（補助化学療法）を行っておくことになりました。下部直腸は、抗がん剤を注入しにくいので、ポートという装置を埋め込み、ポートから抗がん剤を注入する抗がん剤治療を始めました。

大動脈周囲リンパ節への転移が陰性から陽性へ

抗がん剤の副作用で、特にひどかったのが、指先のしびれでした。吐き気や食欲減退もありました。

そうしたところ、お医者様から、4－アセチルアントロキノノールB、アントロステロールを勧められました。よさそうなので、私は多めに摂取しました。そのことにより、指先のしびれ、吐き気、食欲減退を乗り切ることができました（注）。

治療は半年でしたが、ポートはまだ埋め込んだままにしてあります。直腸周囲のリンパ節への転移は陰性でした。でも、大動脈周囲リンパ節への転移が、陰性から陽性に変化しています。そのため、まだ不安なので……。

現在は体調も良く、術後よりもよくなったという気がします。

4－アセチルアントロキノノールB、アントロステロールは、継続して服用します。

注

外科手術、化学治療（抗がん剤治療）と、4－アセチルアントロキノノールB、アントロステロール成分の併用ということになります。外科手術で、がんの病巣をきれいに摘出しても、がん細胞が少しでも残っていれば、増殖をかさねて大きくなってしまいます。

直腸下部にがんができ、その後に他の場所に、がんができていることもあります。後にできたがんが、まだ小さいときにはなかなか見つかりません。

直腸下部にできたがんが、リンパ節に転移することもあります。この患者さんがまさにそれです。直腸周囲のリンパ節には転移していなかったのですが、大動脈周囲リンパ節に転移していました。

まだ小さいはずですから、なんとしてでもがんに打ち勝っていただきたいものです。

参考6　60代　男性
直腸がん

腸閉塞で緊急入院をしました。

緊急手術で、下行結腸を切除しました。しかし、横行結腸や上行結腸にも細かながんが散らばっていたそうです。

ステージⅢBからⅣ（注1）、余命1年ということでした。

緊急手術後、抗がん剤治療が始まりました。抗がん剤治療はやるものの、もっと何か良い治療方法はないかと探しました。

そうして、友人から4－アセチルアントロキノノールB、アントロステロールという不思議な成分のあることを紹介されました。

不安でしたので、担当医に相談すると、

「これは大丈夫」

と即座に答えてくれました。

「抗がん剤といっしょに服用しても問題ありませんよ」（注2）

ということでしたので、早速服用を始めました。

結果、副作用はまったくなく、大腸全体に散らばっていた細かながんが、すべて消えてしまいました。

まだ少し大きめのがんが2つだけ残っていますが、これも小さくなったら手術で取り除こうと考えています。

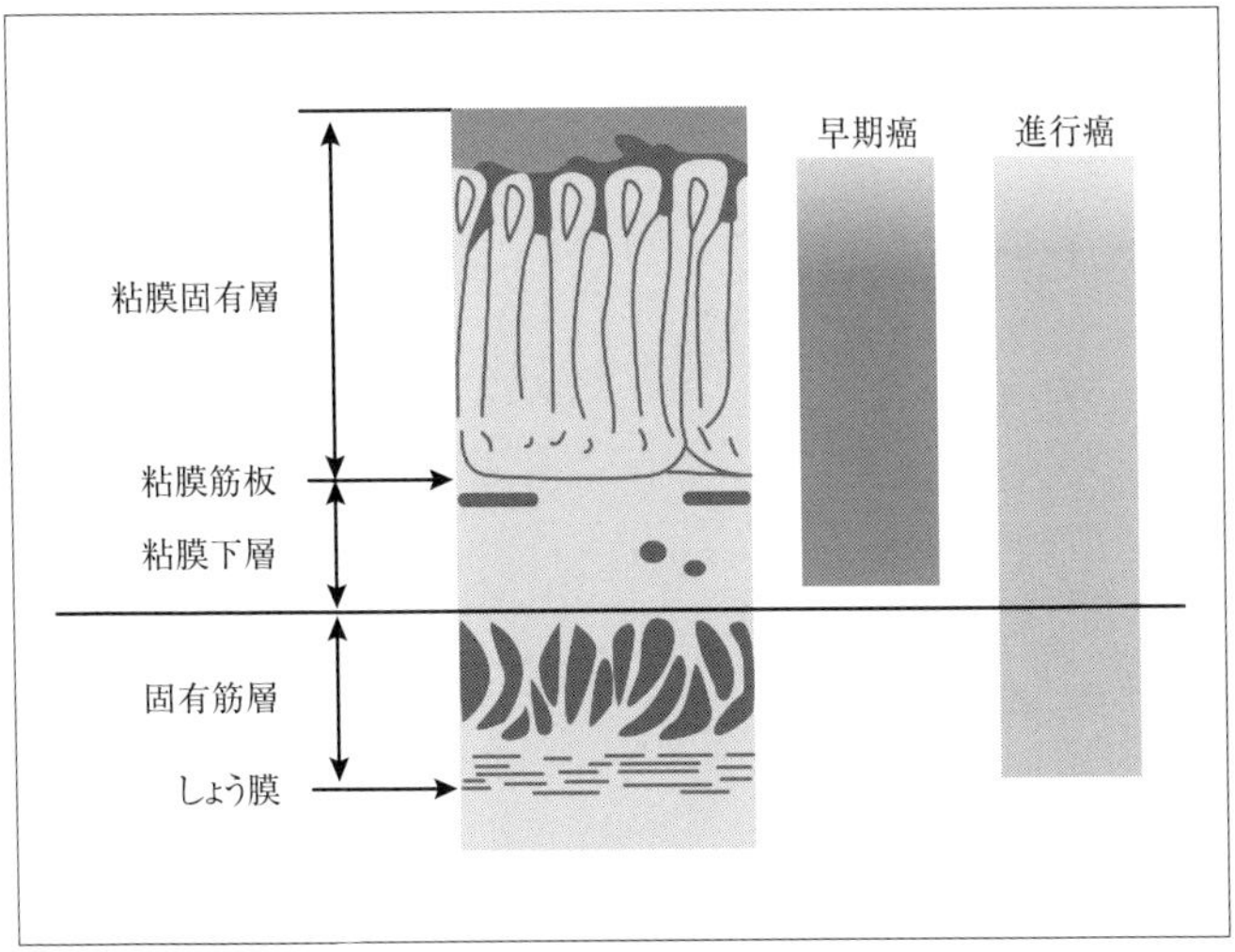

早期癌と進行癌

抗がん剤治療とか免疫療法とか、最近はいろいろな最先端の治療があるようです。

自分に合った治療方法を探してみるのも良いかと思います。

注1

がんの「根の深さ」（＝深達度）によって、「早期がん」と「進行がん」に分けることができます。大腸壁5層の「粘膜」から「粘膜下層」までの浸潤であれば「早期がん」です。

「固有筋層」から「漿膜」まで、

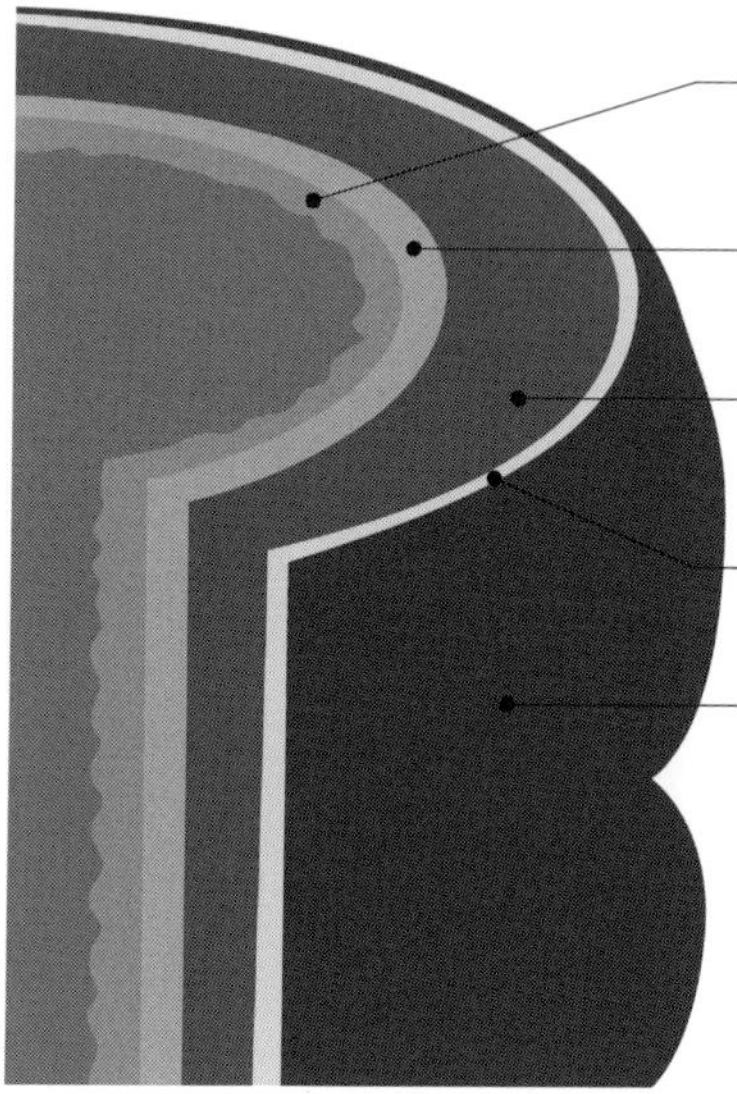

浸潤していたならば、「進行がん」です。

大腸の周囲には、リンパ節が多数存在し、がん細胞の進入を食い止めています。

「進行がん」のなかでも、がん細胞の進入を食い止めるはたらきをしているリンパ節にまでがんが拡がっているケースがあります。さらに、隣接する臓器、遠隔にある臓器に拡がっているケースもあります。それらによって、「進行がん」の進行度が異なります。

注2

化学治療（抗がん剤治療）と4-アセチルアントロキノノールB、アントロステロールの併用というケースです。4-アセチルアントロキノノールB、アントロステロールには、がん細胞をアポトーシス（自然死）に導くなどのことにより、がん細胞そのものを小さくし、なくしてしまう作用もありますが、抗がん剤治療の副作用をやわらげる作用もあります。

この方のケースでは、目下抗がん剤治療の副作用をやわらげる作用のみを享受しておられるようです。

4－アセチルアントロキノノールB、アントロステロール成分を含むものをのんだ日本の人たち

台湾では、ベニクスノキタケは家庭薬として古くより愛用され続けてきました。

日本では、4－アセチルアントロキノノールB、アントロステロール成分は、そのほかのからだによい成分とあわせて、健康食品として一部で販売されているようです。しかし、まだほんのわずかです（ベニクスノキタケを原料とするものは、それほど多くはないものの流通しているようです）。

健康食品は、大きくは食品に含まれるものであるため、薬効をうたってはいけないことになっています。

そのため、次にご紹介するものは、症状が改善したことと、4－アセチルアントロキノノールB、アントロステロール成分を含むものを摂取したことには、直接的な因果関係はないということを前提とするものです。

次の体験談については、どうかご参考程度に、お留めくださいますよう、お願い申し上げます。

参考1

肺がん　50代　男性

知り合いから「大腸に散らばっていたがんが消えた」という話を聞いたので、半信半疑で4－アセチルアントロキノノールB、アントロステロールの成分の入ったものを服用しました。

本当に効いているのかどうか、実感はありませんが、抗がん剤治療の副作用は、ほかの人に比べてひどくないようです。

	組織分類	多く発生する場所	特徴
非小細胞肺がん	腺がん	肺野	・肺がんの中で最も多い ・症状が出にくい
	扁平上皮がん	肺門 (肺野部の発生頻度も高くなってきている)	・咳や血痰などの症状が現れやすい ・喫煙との関連が大きい
	大細胞がん	肺野	・増殖が速い
小細胞肺がん	小細胞がん	肺門・肺野 ともに発生する	・増殖が速い ・転移しやすい ・喫煙との関連が大きい

おもな肺がんの組織型と特徴
出典・国立がん研究センター「がん情報サービス」

通常の倍を服用しているせいでしょうか。

今は腫瘍マーカーにも変化はなく、転移はないようです。

継続が大事ということなので、しばらく服用を続けます。

参考2

前立腺がん（末期） 50代 男性

私は前立腺がん末期、骨に多数箇所転移しています。

ステージⅣ、余命半年から1年と宣告されました。

2020年7月のことでした。

現在は経過観察で特に治療は行っていませんが、4－アセチルアントロキノノールB、アントロステロールを毎日服用しています。

おかげさまで元気です。

ありがとうございます！

参考3　60代　女性

大腸がん

10年前に大腸がんによりストーマ（注）を造設いたしました。

その後順調に回復し仕事にも復帰しましたが、残念なことに再発してしまいました。

現在の治療は、抗がん剤と放射線治療を行っています。

腫瘍が小さくなったら手術で取り除く予定です。

そのようなとき、4－アセチルアントロキノノールB、アントロステロールを紹介されました。

副作用が楽になるからとの理由です。

最初はお腹が緩くなりました。おそらく免疫力が弱っていたのでしょう。

その後は何事もなく治療がすすんでいます。

入院中隣のベッドの人に「何飲んでいるの?」と聞かれました。

副作用を感じない私をみて何かを察したようです。
出会えてよかったです。
ありがとうございました。

注

ストーマとは、手術によっておなかに新しく作られた、便や尿の出口です。ですから、人工肛門と人工膀胱の2種類に、大きく分けることができます。何か特別な機械を使うのではなく、自分の腸や尿管を、直接おなかの外に出して、便や尿を排泄します。

4-アセチルアントロキノノールB、アントロステロールの抽出に成功した台湾大手製薬会社が受賞しました。

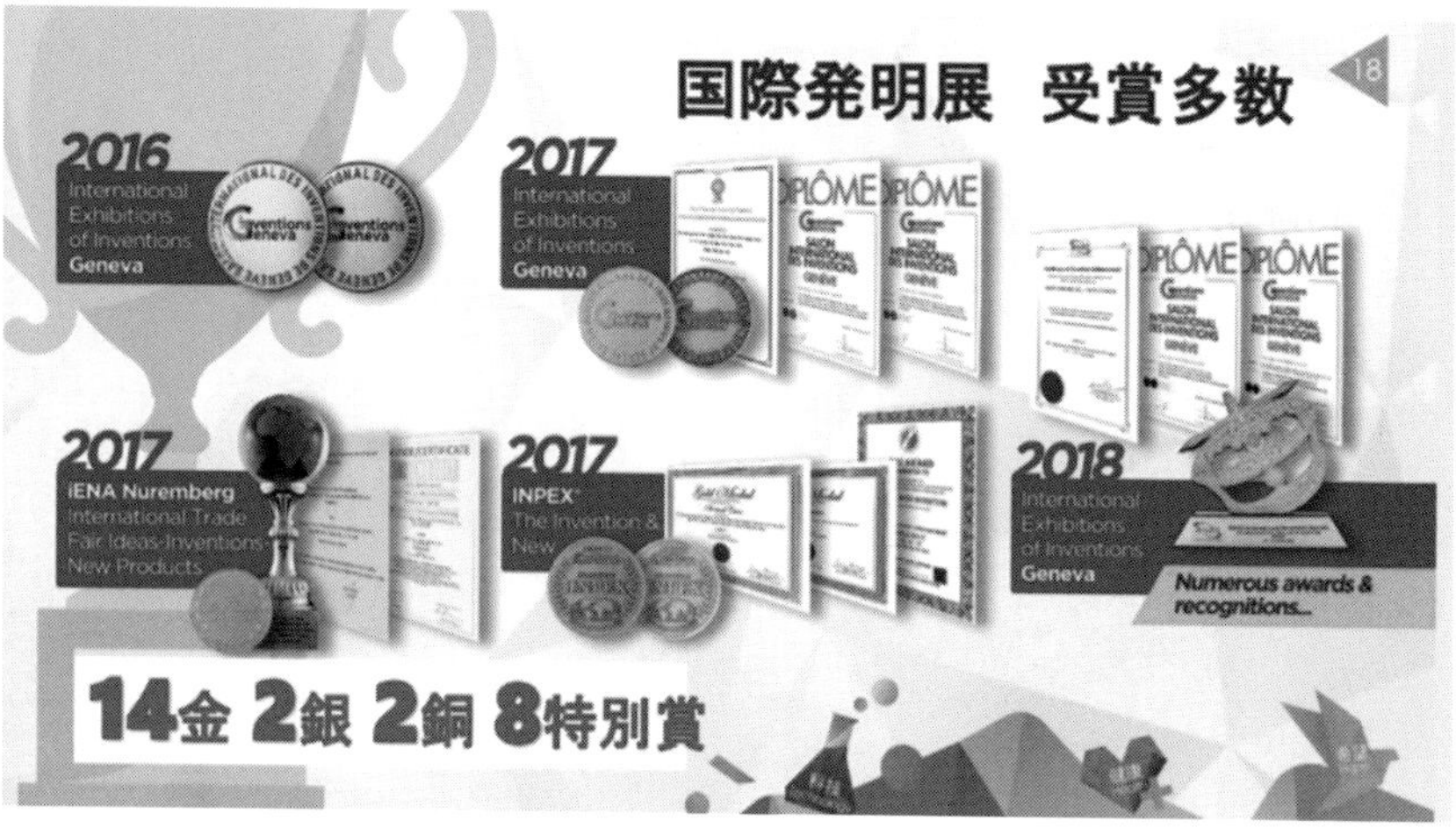

国際発明展　受賞多数

2

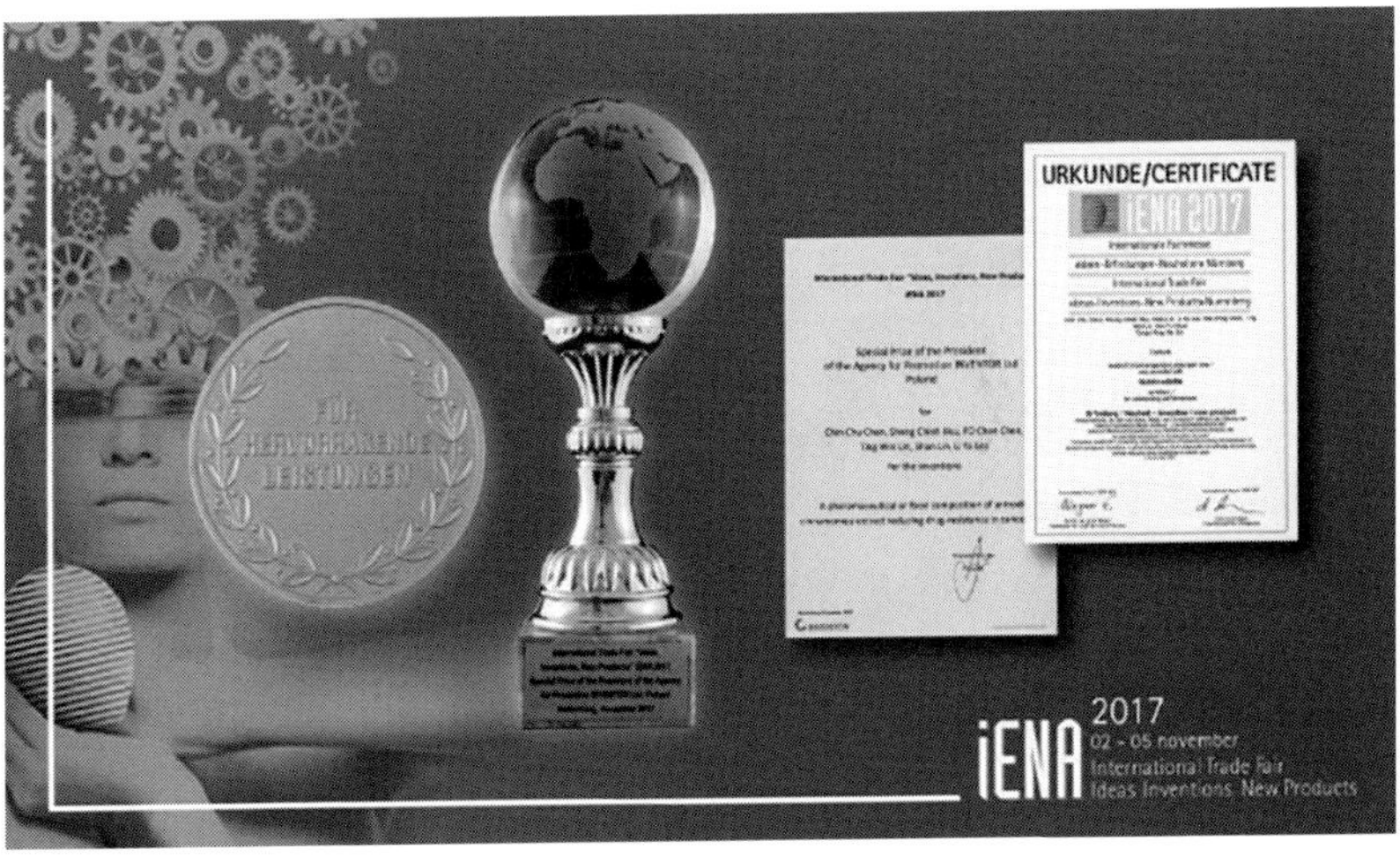

2017 年ニュルンベルク国際発明展
金賞と特別賞、ダブル受賞

参考資料1

肝細胞の増殖を促進する牛樟芝菌糸体活性物質」 国際発明展で多くの賞を受賞　*3*

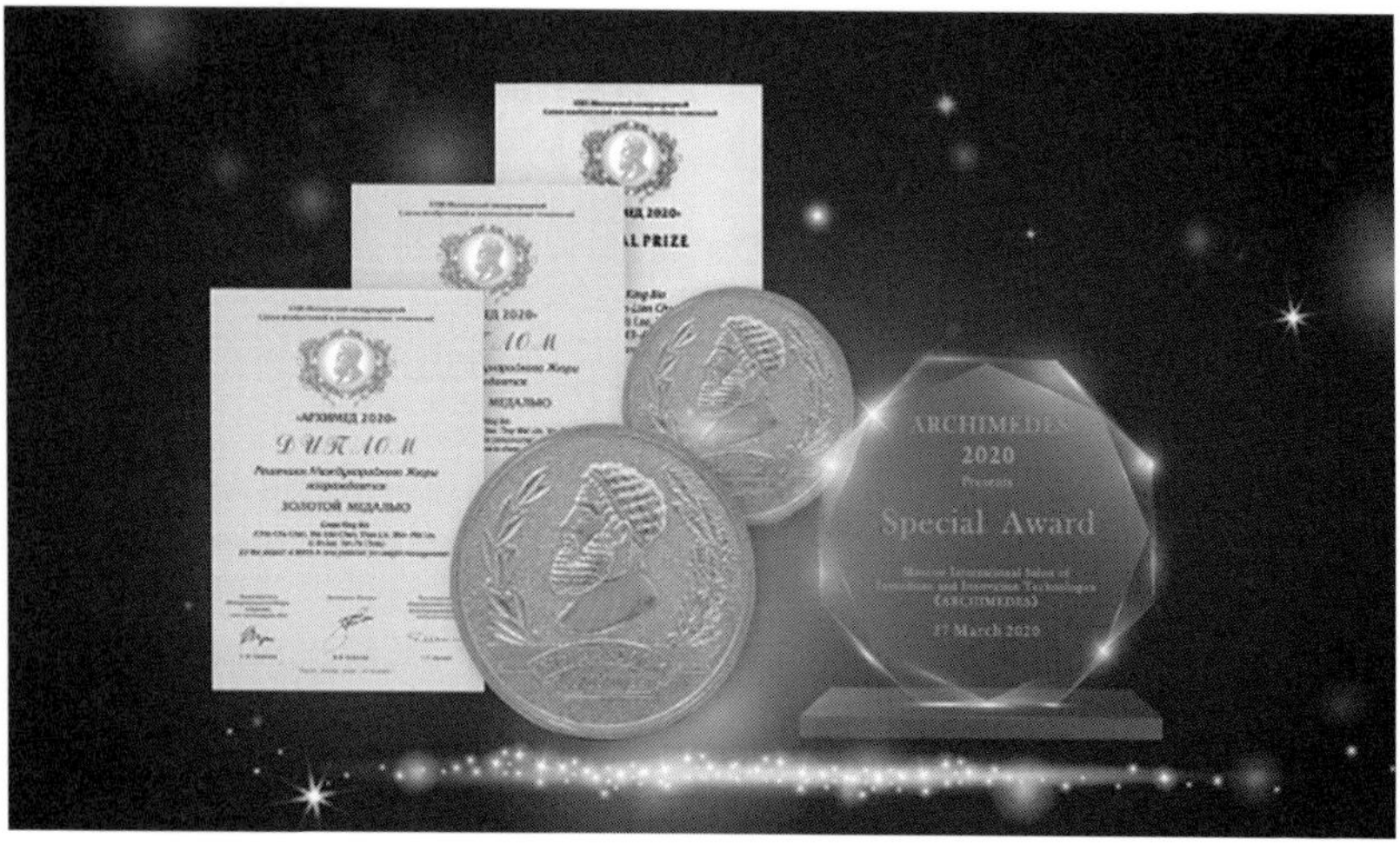

2020年ロシア国際発明展

台北国際発明技術フェア

台湾

金賞受賞

「肝細胞の増殖を促進する牛樟芝菌糸体活性物質」

ベニクスノキタケの多糖ペプチドには、ベニクスノキタケ菌を活性化させる作用があります。活性化させられたベニクスノキタケ菌には、もともと肝細胞を保護し、肝細胞を増殖させる作用があるのですが、その力がさらに強くなります。

そのメカニズムを解明し、多糖ペプチドを使ってベニクスノキタケ菌を活性化させ、肝細胞のさらなる保護と増殖が可能になりました。それは、ベニクスノキタケ技術特許となりました。

そして、今回、ベニクスノキタケを原料とする一連の医療・健康に本当に役立つ「肝細胞の増殖を促進する牛樟芝菌糸体活性物質」の発明に対して、金賞授賞となりました。

ピッツバーグ国際発明展

アメリカ合衆国

金賞・特別賞

「肝細胞の増殖を促進する牛樟芝菌糸体活性物質」

2015年に米国のピッツバーグで、第30回IPEX国際発明展が開催されました。

その代替医療／治療部門で、ベニクスノキタケの多糖ペプチドを使ってベニクスノキタケ菌をベニクスノキタケ菌活性化させ、肝細胞を保護し、肝細胞の増殖をはかる医療・健康行為に本当に役立つ「肝細胞の増殖を促進する牛樟芝菌糸体活性物質」の発明に対して、金賞授賞となりました。

ITEX 国際発明展
マレーシア

金賞
「肝細胞の増殖を促進する牛樟芝菌糸体活性物質」

2015年マレーシアで、第26回ITEX国際発明展が開催されました。このITEX国際発明展にも「肝細胞の増殖を促進する牛樟芝菌糸体活性物質」を出展したGrape King Bio Techは、バイオテクノロジー・ヘルス＆フィットネス金賞受賞となりました。

2015年は、台北国際発明技術フェア、第30回IPEX国際発明展、第26回ITEX国際発明展で、Grape King Bio Tech社は、「肝細胞の増殖を促進する牛樟芝菌糸体活性物質」で、金賞を受賞し、

三冠王となりました。

ソウル国際発明展

韓国

銀賞
「がん細胞とその薬や食品に対する耐性が低下したAntrodia camphorata牛樟芝菌糸体抽出物」

2016年に韓国で開催された第12回ソウル発明展に、「がん細胞とその薬や食品に対する耐性が低下したAntrodia camphorata牛樟芝菌糸体抽出物」を出展したGrape King Bio Tech社は、銀メダルを獲得しました。

Grape King Bio Techの「Antrodia camphorataの技術特許」が、「がん細胞とその薬や食品に対する耐性が低下したAntrodia camphorata牛樟芝菌糸体抽出物」を作り出しているのです。

ⅢC国際イノベーションコンペティション

台湾

金賞
「Antrodia camphorata活性物質とそのがん細胞の耐性を低下させる化合物」

2016年のⅢC国際イノベーション発明コンペティションで、「Antrodia camphorata活性物質とそのがん細胞の耐性を低下させる化合物」が、金メダルを受賞しました。

ジュネーブ国際発明展
スイス

金賞
「アルカリ抽出多糖類使用、正常肝細胞の増殖を3倍に」
　アラブ首長国連邦特別賞　　同上
　2016年得にスイスで開催された「ジュネーブ国際発明展」で、「アルカリ抽出多糖類使用、正常肝細胞の増殖を3倍に」が金賞とアラブ首長国連邦特別賞のダブル受賞となりました。

パリ国際発明展（コンクール・レピーヌ）
フランス

銅賞
「肝細胞の増殖を促進する牛樟芝菌糸体活性物質」
　「牛樟芝菌糸体の肝細胞を保護・促進する活性物質であるアントロダン（ペプチドグリカン）」

が、2016年のパリレイピン発明展で、銅メダルを獲得しました。

ニュルンベルク国際発明展

ドイツ

金賞・特別賞
「がん細胞の薬剤耐性を低減する牛樟芝菌糸体活性物質」
ベニクスノキタケ学名「Antrodia camphorata」技術の特許により、Antrodiacamphorata菌抽出物と、がん細胞の耐性を低下させることができる医薬品・食品組成物」が、2017年にドイツのニュルンベルク発明展で金賞を受賞しました。
同時に特別賞も受賞し、ダブル受賞となりました。

ソウル国際発明展

韓国

金賞・特別賞
「非アルコール性脂肪肝炎を改善する牛樟芝菌糸体」
「非アルコール性脂肪性肝炎を改善するためのAntrodia camphorata菌糸体、その調製方法と使

用法」

2017年のソウル発明展で金賞を受賞。同時に特別賞も受賞。ダブル受賞となりました。

中東国際発明展
クウエート

「がん細胞の薬剤耐性を低減する牛樟芝菌糸体活性物質」で銅賞受賞。

「がん細胞とその医薬品または食品組成物に対する耐性が低下したAntrodia camphorata菌糸体抽出物」が、2018年の中東国際発明展で、銅賞を受賞、ダブル受賞となりました。

アルキメデス国際発明展
ロシア

金賞・特別賞
「牛樟芝菌糸体活性物質Antorodia camphorataの精製方法」

2018年の「ロシア アルキメデス国際発明展」で、「高性能遠心分配クロマトグラフィーによるマレイン酸誘導体の精製方法」が、金賞を受賞しました。

同時に、韓国発明協会特別賞も受賞し、ダブル受賞となりました。

ジュネーブ国際発明展

スイス

銀賞
「非アルコール性脂肪肝炎を改善するお牛樟芝菌糸体」

「非アルコール性脂肪性肝炎を改善するためのAntrodia camphorata菌糸体発酵製品」が、2018年の「ジュネーブ国際発明展」で銀賞を受賞しました。

ⅢC国際イノベーションコンペティション

台湾

金賞
「発酵Antrodia camphorata菌糸体は、抗がん化合物4-アセチルアントロキノノールBを大量に産生する」

「発酵Antrodia camphorata菌糸体は、抗がん化合物4-アセチルアントロキノノールBを大量に産生する」が、2018年のⅢC国際発明展で金賞

を受賞しました。

マレーシアテクノロジーエキスポ
マレーシア

金賞と3つの特別賞「高性能遠心分配クロマトグラフで調製・精製しAntrodia camphorata菌糸体の4 -アセチルアントロキノノールB成分」

「高性能遠心分配クロマトグラフで調製・精製したAntrodia camphorata菌糸体の4 ーアセチルアントロキノノールB成分」が、第18回「マレーシア国際発明展」で、金賞を受賞しました。

同時に、なんと3つの特別賞を受賞しました。

ⅢC国際イノベーションコンペティション
台湾

金賞
「非アルコール性脂肪性肝炎に対するAntrodia radiata菌」

「非アルコール性脂肪性肝炎に対するAntrodia radiata菌」は、2020年の「ⅢC国際イノベーション発明コンペティション」で、金賞を受賞しました。

香港創新科技国際発明展
香港

「Antrodia camphorata菌糸体発酵製剤とその重金属バランスへの応用」が、2019年に香港で行われた第5回「香港イノベーションテクノロジー国際発明展・発明コンクール」で金賞を受賞しました。

台湾イノテックエキスポ

銅賞
「慢性閉塞性肺疾患の改善のためのAntrodia CamPhorata菌糸体活性物質の使用」

「慢性閉塞性肺疾患の改善のためのAntrodia CamPhorata菌糸体活性物質の使用」は、2020年の「台湾イノベーションテクノロジーエキスポ」で、銅賞を受賞しました。

ルーマニア欧州カップ国際イノベーション発明展

金賞
「非アルコール性脂肪性肝炎を改善するための

Antrodia camphorata（ベニクスノキタケ医学名）一菌糸体発酵製品、その調製方法と使用法」

「非アルコール性脂肪性肝炎を改善するためのAntrodia camphorata（ベニクスノキタケ医学名）菌糸体発酵製品、その調製方法と使用法」が第20回「欧州カップ国際イノベーション発明展」で金賞を受賞しました。

ロシアで開催
「アルキメデス国際発明展」

金賞
「特許技術－脂質代謝を調節する
新しいタイプのプロバイオティクス」
金賞
「がん細胞の耐性を低下させる牛樟芝菌糸体」

2020年にロシアで開催されたアルキメデス国際発明展で、金賞ダブル受賞

ロシアで開催された「アルキメデス国際発明展」は、世界で最も出展作品が多く、規模も大きな国際発明展です。2020年には、25か国から合計520の作品が出品されました。

受賞式は、ロシア知的財産庁で行われました。

この金賞は、Antrodia camphorate菌糸体、すなわちベニクスノキタケの菌糸体を、特殊な方法を駆使して「がん細胞の耐性を低下させる」ことに対するものです。

その「特殊な方法」には、18の発明特許が含まれています。

まずがん細胞表面タンパク質の発現量を、効果的に減少させセルことに成功しました。がん細胞表面のタンパク質の発現量を減少させることは、がん細胞の多剤耐性（MDR）を減少させることにつながります。

がん細胞の多剤耐性が減少すると、抗がん剤の投与量を減らすことができます。がんの3大療法（化学療法、外科手術、放射線治療）と「Antmdia camphorata mycelium＝牛樟芝菌糸体」療法は、併用が可能です。

「Antmdia camphorata mycelium＝牛樟芝菌糸体」を服用することにより、抗ガン剤の投与量を減らすことができます。抗ガン剤の副作用を軽減させることができます。

外科手術については、手術前にがんの病巣を小さくすることができます。手術後の臓器の回復がすみやかになります。

放射線治療についても、放射線治療前にがんの病巣を小さくすることができ、放射線治療後の臓器の回復がすみやかになります。

がん細胞の転移能力を弱めることは、3大療法すべてにとっても大きな福音なのです。

「Antmdia camphorata mycelium＝牛樟芝菌糸体」には、がんの幹細胞にあたるところに作用して、転移能力を弱め、転移を抑制する作用があります。

参考資料2

「4-アセチルアントロキノノール B」の抗腫瘍作用、抗がん作用 ——世界各国の医学論文から

台湾の奥深い山の牛樟樹の幹の空洞に寄生する牛樟芝（ベニクスノキタケ）は、古くから日々の生活に欠かすことのできない常備薬として広く用いられていました。近年、台湾の大学や研究機関でも、ベニクスノキタケの研究を行い、論文も数多く発表されました。

そのため、ベニクスノキタケは乱獲にあい、絶滅の危機に瀕しました。

そこで、台湾政府は法律で伐採、採集を禁止し、天然記念物に指定しました。さらに、1990年初頭から、台湾政府は国家プロジェクトとして、ベニクスノキタケの保護と研究を進めています。

ベニクスノキタケの研究は、海外でも活発に行われるようになり、がん大国でもある米国で、ベニクスノキタケを原料とする抗がん剤が開発されました。しかもその抗がん剤は、希少疾病用医薬品（オーファン・ドラッグ）に認定されました。

米国は、医薬品の認可については、厳しいながらも素早いことは、よく知られています。しかし、アメリカの厚生労働省にあたる食品医薬品局（FDA）が、ベニクスノキタケの由来の抗がん剤を、早々と希少疾病用医薬品（オーファン・ドラッグ）に認定したのは異例のことです。

ここに掲載する文章は、台湾、米国をはじめとし、世界各国で発表されたベニクスノキタケから抽出された成分である4-アセチルアントロキノノールB（4-AAQB）について書かれた論文の要約（サマリー）です。4-AAQBというのは、このような論文で4-アセチルアントロキノノールB（4-AAQB）を指す用語です。

論文のサマリーではありますが、それぞれの著者や機関がお書きになったものです。その多くは英語であり、それを自動翻訳機にかけて邦訳したものを、そのまま掲載しました。

そのため、単語のおかしいものや文章の流れが悪いものなどがあります。お許しください。サマリーであっても、論文に手を入れるべきではなく、「4-アセチルアントロキノノールB（4-AAQB）」の抗がん作用についての論文なので、とくにそのようなことにさせていただいたしだいです。

論文のサマリーは、いずれも4-アセチルアントロキノノールB（4-AAQB）について、海外で書かれたものです。4-アセチルアントロキノノールB（4-AAQB）の抗腫瘍作用については、日本国内では認められていないので、ご注意ください。

4-アセチルアントロキノノールB（4-AAQB）成分については、そのほかの身体によさそうなものとあわせて、日本国内では健康食品として販売しているようです。

4-アセチルアントロキノノールB（4-AAQB）の抗腫瘍作用については、日本国内では認められていないので、次に掲載する論文のサマリーも、参考程度におとどめくださいますようにお願い申し上げます。

アメリカ国立生物工学情報センター
National Center for Biotechnology Information、NCBI

アメリカ合衆国の国立衛生研究所（NIH）の国立医学図書館の一部門として 1988年11月4日に設立された。本部はワシントンD.C.近郊のメリーランド州ベセスダ。この機関に掲載された。

リサーチゲート
ResearchGate

リサーチゲートは、科学者・研究者向けのソーシャル・ネットワーク・サービス機関。この機関に掲載された。

なおアメリカ国立生物工学情報センターに掲載された論文とリサーチゲートに掲載された論文は同じものです。したがって、アメリカ国立生物工学情報センターにアップされたもののみを掲載いたします。

要約は、それぞれの機関で行われました。

ベニクスノキタケの「4-アセチルアントロキノノールB（4-AAQB）」は、肝がん幹細胞に対する樹状細胞の免疫機能を増強する

要約

アントロディア・シンナモメアの菌糸体から分離されたユビキノン誘導体である「4-アセチルアントロキノノールB（4-AAQB）」の機能を、肝臓がんの免疫療法において調べた。

4-AAQBは、肝がん幹細胞関連の症状を阻害し、樹状細胞の抗腫瘍能力を活性化できることを発見した。

具体的には、4-AAQBは、EpCAM、AFPおよびHepG2細胞の関連経路を阻害することができる。また、βカテニンの発現を有意に減少させ、腫瘍原性を阻害し、免疫脱出関連サイトカインの分泌を減少させる。

さらに、4-AAQBは、免疫細胞の増殖を刺激し、

未熟樹状細胞のエンドサイトーシスを促進することができる。

EpCAM+ HepG2細胞と共培養した未熟樹状細胞の4-AAQBは、肝がん幹細胞および樹状細胞の表面上でMHCクラスIおよびIIの発現を増強し、免疫活性化に関連する樹状細胞とサイトカインの共刺激分子CD80の発現を増加させた。

結論として、アントロディア・シンナモメアの4-AAQBは、肝がん幹細胞に対する樹状細胞の免疫機能を増強することができ、また、肝がん予防および免疫療法に使用される可能性を有する可能性がある。

アメリカ国立衛生研究所
NIH

アメリカ国立衛生研究所は、アメリカ合衆国の保健福祉省公衆衛生局の下にあり、1887年に設立された合衆国で最も古い医学研究の拠点機関です。本部はメリーランド州ベセスダ。

国立がん研究所、国立心肺血液研究所、国立老化研究所、国立小児保健発達研究所、国立精神衛生研究所など、それぞれの専門分野を扱う研究所と医学図書館などの研究所以外の組織、合わせて

27の施設と所長事務局によって構成されている。1万8000人以上のスタッフのうち6000人以上が科学者（医師）です。

アメリカ国立衛生研究所には、「4-アセチルアントロキノノールB（4-AAQB）」に関して、以下の4本の論文がアップされていました。

「4-アセチルアントロキノノールB（4-AAQB）」は、PI3K / Akt / mTOR / p70S6Kシグナル伝達経路を介して、オートファジーフラックスを抑制し、非常に攻撃的な上皮がんのシスプラチン感受性を改善する。

要約

残留自己更新を標的とする化学耐性がん細胞は、治療抵抗性を克服するための鍵を表す可能性がある。

活性化状態にこれらの静止細胞のエントリは、高代謝需要とオートファジーフラックスに関連付けられている。したがって、積極的ながん腫におけるオートファジー経路を調節することは、治療的なモダリティとして有益であり得る。

本研究では、化学耐性卵巣がん細胞における「4-アセチルアントロキノノールB（4-AAQB）」の抗腫瘍活動、特にオートファジー関連遺伝子（Atg）を介してオートファジーを調節する能力を

評価した。

Atg-5は、浸潤性卵巣がん細胞株および組織において過剰発現した（OR:5.133;P=0.027）。ES-2細胞株中のAtg-5の枯渇は、アポトーシスを有意に誘導した。4-AAQBは卵巣がんの様々なサブタイプの生存率を効果的に抑制した。

シスプラチン耐性が高い細胞は、4-AAQBに対してより応答性が高かった。初めて、4-AAQBがPI3K/Akt/mTOR/p70S6Kシグナル伝達経路の阻害を介して卵巣がん細胞のオートファゲティックフラックスを減少させたAtg-5およびAtg-7発現を有意に抑制することを実証した。

Atg-5サイレンシングと同様に、4-AAQB誘発オートファジー阻害は、インビトロ（試験管内で）での細胞死を有意に増強した。これらの結果は、ヒドロキシクロロキン（HCQ）のものと同等である。さらに、卵巣がん細胞において4-AAQB/シスプラチン相乗作用によりアポトーシスを誘導した。

インビボ（生体内で）では、4-AAQB/シスプラチンはまた、ES-2マウス異種移植片モデルにおいてアポトーシスおよびオートファジーを有意に誘導した。これは、Atg-5依存オートファジーを介した卵巣がんの抑制に関する4-AAQB単独ま

たはシスプラチンとの組み合わせでの有効性を示す最初の報告である。

これらの知見は、新しい抗卵巣がん治療戦略の開発に有益であると考えられる。

「4- アセチルアントロキノノール B（4-AAQB)」は、小胞体ストレスと NLRP3 インフラマソーム活性化の抑制により非アルコール性脂肪性肝炎を改善する。

要約

目的:

非アルコール性脂肪性肝疾患（NAFLD）は、世界中で25%以上の有病率を有する炎症性脂肪毒性障害である。しかし、NAFLDの管理のための安全で効果的な治療薬はまだ欠けている。

アントロディア・シナモメアのミセリアから得られる天然ユビキノン誘導体である「4-アセチルアントロキノノールB（4-AAQB)」の肝保護効果と分子機構を調べるのを目指した。

メソッド:

RAW264.7およびJ774A.1細胞を4-AAQBで処理し、LPSまたはチュニカマイシン（TM）で24時間刺激した。

炎症反応、小胞体（ER）ストレスのマーカー、およびNOD様受容体タンパク質3（NLRP3）のインフラマンソームを両方の細胞株で解析した。

インビボ（生体内）モデルで、雄のC57BL/6Jマウスは、10日連続でチャウまたはメチオニン/コリン欠損（MCD）食事を車両または4-AAQB（10mg/kg、すなわち注射）と共に与えた。

アスパラギン酸アミノトランスセファーゼ（AST）およびアラニンアミノトランスセファーゼ（ALT）の血漿レベルを測定した。

肝臓組織は組織学的手法を用いて分析された。

ERストレス、NLRP3炎症反応に関与するタンパク質レベルを測定した。

結果:

4-AAQBは、MCD食を与えられたマウスのAltおよびASTの血漿レベルならびにNAFLD活性スコア（NAS）を有意に改善した。さらに、4-AAQBは炎症反応、ERストレス、およびNLRP3インフラマンソーム活性化を抑制したが、インビトロ（試験管内）モデルおよびインビボ（生体内）モデルの両方で核因子エリスロイド2関連因子2（Nrf2）およびサーチュイン1（SIRT1）シグナル伝達経路を増加させた。

結論:

4-AAQB治療がNAFLD/NASHの管理における具体的な治療戦略である可能性を示唆する。

「4- アセチルアントロキノノール B（4-AAQB）」は、トリプルネガティブ乳がん細胞における CDK2 / CDK4 発現の抑制を介して、DNA 損傷応答シグナル伝達とアポトーシスを誘導した。

要約

背景:

トリプルネガティブ乳がん（TNBC）は、ホルモン受容体（HR+）およびヒト表皮成長因子受容体（HER2-）サブタイプよりも積極的な表現型および予後不良を有する。

サイクリン依存性キナーゼ（CDK）4およびCDK6の阻害は、進行した転移性HR+/HER2-乳がんの患者において成功したが、TNBCを有する患者はこの治療アプローチに対して低いまたは全く反応しなかった。

本研究は、TNBC細胞に対する「4-アセチルアントロキノノールB（4-AAQB）」（4-AAQB）を用いてCDK2およびCDK4の二重治療標的化を調査した。

メソッド:

CdK2,CDK4,CDK6阻害の効果をTNBC細胞株に対する4-AAQB治療を通じて検討し、4-AAQB治療によるCDK2、CDK4、CDK6を阻害したインビトロ（生体内）結果を確認する直交異移植マウスモデルを確立した。

結果:

CDK2およびCDK4の高発現および変化は、乳がん患者の全生存不良と有意に相関しなかった。CDK2およびCDK4は、DNA複製および修復経路における損傷と正の相関を示した。

ドッキング結果は、4-AAQBが高い親和性を持つCDK2およびCDK4に結合したことを示した。

4-AAQBによるTNBC細胞の治療は、インビトロ（試験管内）でCDK2およびCDK4の発現を抑制した。さらに、4-AAQBは、TNBC細胞における細胞周期停止、DNA損傷およびアポトーシスを誘発した。

インビボ（生体内）試験結果は、4-AAQBの抗がん活性がCDK2およびCDK4の阻害を通じて腫瘍増殖を抑制することを確認した。

結論:

TNBC細胞周期制御においてCDK2およびCDK4およびDNA損傷応答（DDR）シグナル伝達の発現レベルが顕著である。したがって、4-AAQBは、TNBC細胞におけるCDK2/4およびDDRを標的とする潜在的な薬剤である。

「4-アセチルアントロキノノールB（4-AAQB）」によるβ-カテニン/TCF-1/STAT3シグナル伝達軸の破壊は、invitro（試験管内）およびinvivo（生体内）で神経膠芽腫細胞の腫瘍形成およびがん幹細胞様特性を阻害する。

要約

背景:

神経膠芽腫（GBM）は、神経膠腫の悪性形態であり、治療に対する耐性および予後不良を特徴とする。蓄積された証拠は、GBMの開始、伝播、再発がGBM幹細胞（GBM-CSC）の存在に起因することを示している。

実験的アプローチ:

アントロディア・シンナモメアの生理活性単離である「4-アセチルアントロキノノールB（4-AAQB）」が、GBM細胞の生存率、発がん性、およびCSCs様活性性に及ぼす影響を調べた。

結果:

われわれは、カテニンの異常発現が他のグリオーマ型（p=0.0001、対数ランク試験=475.2）と比較してGBMの特徴であり、GBM患者の予後不良と相関することを観察した。

低いカテニン発現を有する低グレードの神経膠腫患者（n=1152）は、それぞれ5年と10年のタイムポイントでカテニン発現が高い患者よりも25%および21.5%優れた全生存率を有していた（p = 3.57e-11、ログランクテスト= 43.8)。

免疫組織化学は、隣接する非腫瘍脳組織と比較して、一次および再発GBMが増強カテニン発現を示したことを実証した（～ 10倍、p<0.001)。

ウェスタンブロット分析は、4-AAQBが有意にβカテニンをダウンレギュレートし、U87MGおよびDBTRG-05MG細胞におけるカテニン/LEF1/Stat3シグナル伝達軸を調節し、用量依存することを示した。4-AAQB° Cは、細胞内のSox2およびOct4核発現の減少と正相関したカテニンのダウンレギュレーションを誘導した。

さらに、4-AAQBは48時間ICのU87MGおよびDBTRG-05MG細胞の生存率を著しく低下させた509.2 Mと12.5 Mはそれぞれ、核カテニンを効果的に阻害し、GBM細胞の移動と侵入を制限し、

カテニン、ビメンチン、ナメクジの同時ダウンレギュレーションを行った。同様に、コロニーおよび腫瘍球形成は、c-MycおよびKLF4タンパク質の発現低下によって有意に減衰した。

結論:

要約すると、われわれは、4-AAQBが腫瘍促進カテニン/LEF1/Stat3シグナル伝達を抑制し、インビボ（生体内）検証を伴うGBM in vitroにおけるCSCs誘発発がん活性を阻害したことを初めて示した。したがって、抗GBM標的治療のための強力な治療薬として4-AAQBを投影する。

マサチューセッツ大学アマースト校
The University of Massachusetts Amherst

マサチューセッツ州アマーストに本部を置く米州立大学。

MCF-7 乳がん細胞株における炎症性腫瘍形成に及ぼす「アントロキノノール」および「4- アセチルアントロキノノール B（4-AAQB)」の影響（TNF- α 刺激の有無）。

要約

乳がん（BC）は、毎年診断される新しいがん症例の約25%がBCである世界の女性の間で最も一般的ながんの一つである。さらに、BCによるがん死亡の年間15%が、世界中の女性のがん死亡の主な原因となっています。

現在までに、BCの大部分の原因はまだ不明であるが、最近の研究では、支持的な乳房組織微小環境がBCの発達と進行、特に乳房組織内の免疫細胞とのコミュニケーションにとって重要であることを明らかにしている。

従って、乳房炎症性微小環境は、現在、BCの予防および治療において実質的な注目を受けている。乳がん免疫学の研究は、炎症性メディエーター、エストロゲンおよびいくつかの炎症関連腫瘍形成経路が炎症性乳房腫瘍形成に寄与する可能性があることを示唆している。

慢性炎症に苦しみながら炎症性メディエーターのレベルが上昇し、慢性炎症に苦しみながらエストロゲン産生が亢進し、NF-κB、STAT3およびWntシグナル伝達経路などの腫瘍細胞に対するがん特異的iの有効性を低下させるだけでなく、腫瘍細胞に対するがん特異的iの有効性を低下させるだけでなく、がん特異的iの有効性を低下させる。

したがって、乳房組織における慢性炎症状態を

標的とすることは、乳がん治療の有望な戦略となっている。最近、伝統的に抗がん剤によって伴う迷惑な副作用のために、BCを治療するための天然の供給源を見つけることに関心が高まっている。

本書において、アントロディア・カンフォラタから分離されたアントロキノノール（AQ）および/または「4-アセチルアントロキノノールB（4-AAQB）」は、いくつかの炎症性メディエーター、特にIL-6およびIFN-γの発現を調節し、炎症性状態によって誘発されるアロマターゼ発現およびWntシグナル伝達応答をダウンレジェンジレートすることができたと報告する。

本知見は、炎症性乳房腫瘍におけるAQおよび4-AAQBの役割に関する新しい洞察を提供し、乳がん免疫療法の有望な候補としてそれらを示唆している。

台北医科大学

TMU

「4- アセチルアントロキノノール B（4-AAQB）」は、トリプルネガティブ乳がん細胞における CDK2/CDK4 発現を抑制することにより、DNA 損傷応答シグナル伝達およびアポトーシスを誘導した。

要約

背景:

トリプルネガティブ乳がん（TNBC）は、ホルモン受容体（HR+）およびヒト表皮成長因子受容体（HER2－）サブタイプよりも積極的な表現型および予後不良を有する。

進行した転移性HR+/HER2－乳がんの患者において、サイクリン依存性キナーゼ（CDK）4およびCDK6の阻害は成功したが、TNBCを有する患者はこの治療アプローチに対して低いまたは全く反応しなかった。

本研究は、TNBC細胞に対する「4-アセチルアントロキノノールB（4-AAQB）」（4-AAQB）を用いてCDK2およびCDK4の二重治療標的化を調査した。

方法:

TNBC細胞株に対する4-AAQB治療によるCDK2、CDK4、CDK6阻害の効果を調べ、4-AAQB治療によるCDK2、CDK4、CDK6を阻害したインビトロ結果を確認する直交異移植マウスモデルを確立した。

結果:

CDK2およびCDK4の高発現および変化は、乳がん患者の全生存不良と有意に相関しなかったCDK6ではない。CDK2およびCDK4は、DNA複製および修復経路における損傷と正の相関を示した。ドッキング結果は、4-AAQBが高い親和性を持つCDK2およびCDK4に結合したことを示した。

4-AAQBによるTNBC細胞の治療は、インビトロ（試験管内）でCDK2およびCDK4の発現を抑制した。さらに、4-AAQBは、TNBC細胞における細胞周期停止、DNA損傷およびアポトーシスを誘発した。

インビボ（生体内）試験結果は、4-AAQBの抗がん活性がCDK2およびCDK4の阻害を通じて腫瘍増殖を抑制することを確認した。

結論:

TNBC細胞周期制御においてCDK2およびCDK4およびDNA損傷応答（DDR）シグナル伝達の発現レベルが顕著である。したがって、4-AAQBは、TNBC細胞におけるCDK2/4およびDDRを標的とする潜在的な薬剤である。

台湾リサーチハイライト

台湾の共同研究ネットワークです。

台湾のアントロディア・シンナモメア（ベニクスノキタケ）が、がんと闘う鍵になる

著者

チタイ・イェー、アレクサンダー・T・H・ウー、ジェン・ヤン、ユー・ミン・ツェン。

ユー・ミン・ツェン博士は、生化学工学の教授であり、国立大東大学の学長です。1987年トロント大学化学工学・応用化学の博士号を取得。博士の研究分野は、バイオプロセスエンジニアリング、バイオ農薬、食品バイオテクノロジー、天然ハーブ製品です。

天然由来の化合物や合成化学の進歩は、がん治療薬の開発の主要な道となっています。

タキソール、ビンクリスチン、トポテカンなどの陸上植物由来の代表的な化合物が、抗がん剤として広く使用されている。

台湾は、生物多様性の面で地質学的に才能があり、自然農園の宝庫です。アントロディア・シ

ンナモメア（AC）は、台湾で独占的に発見され、伝統的に様々な障害のために先住民によって使用される真菌種であり、治療的発見のための理想的な源を表しています。

過去20年間、ツェン大統領のチームと協力者は、ACからの複数の生理活性化合物の単離、精製、特徴付けに焦点を当ててきました。ユビキノン誘導体の1つである4-アセチルアントロキノノールB（4-AAQB）は、抗がん剤を含む数多くの生物学的および薬理学的特性を有すると特徴付けられている。

がん治療薬の需要の高まりに基づいて、4-AAQBは台湾の世界的な製薬サプライヤー分野への参入の潜在的なリードを表しています。4-AAQBのさらなる発展には、持続可能なバイオ医薬品、化学生物学、臨床医学における制度的支援が必要であり、いずれも台湾のグリーンバイオテクノロジーの進歩に貢献する。

したがって、4-AAQBおよびAC天然化合物は、発見されるのを待っている隠されたヒスイであってもよい。

過去40年間、台湾の死因のトップとして一貫してがんがランク付けされています。がんの影響

を受ける家族に対する社会経済的影響は、想像もつかない。

新薬の開発と医療技術の改善にもかかわらず、がん患者は異なる治療モダリティを経て、病気に屈する前に関連する身体的および精神的苦しみに耐え続けています。

最近、化合物や天然資源から派生した抽出物は、治療やサプリメントの目的の新しい候補を開発するための多くの関心を得ています。

蓄積された証拠は、異なる起源の天然化合物が細胞および前臨床動物実験モデルの両方に生物学的および薬理学的特性のスペクトルを含んでいることを示している。

特に、研究は、天然化合物は、臨床的に利用可能な化学療法薬と同じくらい効果的に腫瘍の成長を阻害することができるが、有意に高い耐性と減少した副作用を有することを実証している。

アントロディア・シンナモメア（AC）は、台湾の高山に占められる珍しいキノコです。ACは長い間、幅広い病気の治療や健康の促進において、その強力な効果と有効性のために、先住民族によって台湾の雲林の宝物とみなされてきました。

近年になって初めて、AC由来の化合物には抗がん性も含まれていることが新たな研究で実証さ

れました1.北京大学のヤン教授と双平病院と台北医科大学の共同研究者が率いる研究チームは、近年、抗がん機能を有するAC、4-アセチルアントロキノノールB（4-AAQB）の活性ユビキノン誘導体を一括して単離し、特徴づけた。

ツェン教授のチームは、4-AAQBを異なるがんタイプの主な抗がん化合物として特徴付ける努力を捧げました。彼らの研究結果は、毒物学や応用薬理学やがんなどの国際的な査読ジャーナルに掲載されています。

4-AAQBは、Lgr5/Wnt/βカテニン、JAK-STAT、非受容体チロシンキナーゼ（nRTKs）などの主要な発がんシグナル伝達経路をダウンレジションし、大腸がんにおける小分子リボ核酸持つm-miR-324の発現を誘導する。さらに、4-AAQBは前臨床モデル2、3におけるFOLFOX耐性大腸がん細胞の感受性を高めさせた。

卵巣がん細胞では、4-AAQB治療はPI3K/Akt/mTOR/p70S6Kシグナル伝達の抑制、Atg-5-介在オートファジーの阻害、自己再生能力およびシスプラチン4への感作につながった。さらに、4-AAQBはβカテニン/TCF-1/STAT3シグナル伝達経路を遮断し、インビトロ（試験管内）およびインビボ（生体内）5の悪性神経膠芽腫（GBM）

の増殖を有意に阻害するように見える。

われわれの最新の知見は、4-AAQB治療がトリプルネガティブ乳がん（TNBC）細胞のG0/G1段階で細胞周期停止につながり、p21およびp27の発現が増加し、CDKs2、4、および6のレベルが減少し、Cyclins A、DおよびE、BRCA1およびpCHEK1タンパク質が減少したことを示した。

総称して、この証拠は、ACが4-AAQBに例示されるように、薬理学的および機能的に活性な化合物の発見のための大きな宝物を表すことを示している。

プレプリント

preprints

プレプリントは、著者が公共のサーバーにアップロードした論文原稿（ドラフト）の最終版です。

「4-アセチルアントロキノノールB」は、SOD2-増強がん幹細胞様表現型および大腸がん細胞の化学抵抗性を抑制する

要約

背景:

大腸がん（CRC）は、世界中の男女ともにが

ん関連の罹患率と死亡率の主な原因であり続けている。

これは、ニッチ関連および（epi）遺伝的要因をこっそり利用して転移、化学抵抗性、腫瘍再発、疾患進行を促進するCRC幹細胞（CRC-SC）の不均一性および可塑性と結びついていません。

悪性腫瘍における不整合マイクロRNAの役割の証拠が蓄積されているにもかかわらず、CRC-SC関連マイクロRNAの薬理学的標的化の治療効果は比較的検討されていない。

実験的アプローチ:

本研究では、比較的新しいバイオインフォマティクス手法、マイクロアレイデータの分析、ウェスタンブロット、RT-PCR、機能アッセイを用いて、CRC細胞においてmR-324-5p発現が有意に抑制され、SOD2の異常発現と逆相関していることを示した。

結果:

このコンバースは、増殖性の増強に関連しており、4-AAQBによって効果的に阻害された細胞の生存率および増殖、ならびに4-AAQB処理DLD1およびHCT116細胞における減少した移動、浸潤

および凝原性によって阻害される。また、短干渉RNAに似たhas-miR-324-5pの4-AAQB誘発再発現は、SOD2、N-カドヘリン、ビメンチン、c-Myc、およびBcL-xL2の同時ダウンレギュレーションと相関し、E-カドヘリンおよびBAXタンパク質の併用アップレギュレーションと相関することを示した。

CRC細胞におけるhas-miR-324-5pの発現強化は、インビトロおよびインビボでそれらの腫瘍形成性を抑制した。

さらに、4-AAQBは、SOD2抑制されたhas-miR-324の再発現を引き出し、SOD2媒介性腫瘍原性を阻害することによってFOLFOX抗がん効果を相乗的に増強する。

結論:

われわれの知見は、CRCにおけるFOLFOXの有無にかかわらず、4-AAQBの前臨床抗CSC有効性を強調し、CRC患者のための潜在的な新しい治療戦略を示唆している。

Multidisciplinary Digital Publishing Institute

スイスのバーゼルに本部を置くオープンアクセス専門の出版社で、北京、武漢、天津、バルセロナ、ベオグラード、マンチェスター、クルジュ＝ナポカ、ブカレスト、クラクフ、東京、トロントに支社を持つ。
年間の出版論文総数は2020年には16万報を超え、世界最大のオープンアクセス出版社となった。

「4-アセチルアントロキノノールB」は、Ras/Raf/miR-193a-3pシグナル伝達軸の発現を調節することにより、クラス突然変異体および野生型大腸がんのセツキシマブの感作を改善する。

KRAS突然変異は、大腸がん（CRC）における主要なドライバー突然変異の1つであり、通常は予後不良および薬剤耐性に関連している。
上皮成長因子受容体（EFGR）を標的とする治療法は、末期CRCに広く使用されている。しかし、KRAS変異遺伝子の患者は、KRAS変異遺伝子によるRasシグナル伝達活性化のためにこの治療の恩恵を受けることができない。

われわれの以前の研究は、CRC細胞に対する「4-アセチルアントロキノノールB（4-AAQB)」の抗増殖効果を明らかにしたが、KRAS突然変異CRCに有効であるかどうかは不明のままである。

KRAS突然変異を含むCRC細胞株、すなわちG12A、G12C、G12VおよびG13Dを、1つの野生型細胞株を対照としてスクリーニングした。

SW1463およびCaco-2細胞株は、さらなる実験のために使用した。スルフォルホダミンBアッセイは、クロノジェニック性および侵略アッセイと共に、KRAS変異型SW1463細胞がセツキシマブに耐性であることを明らかにした。

しかし、4-AAQB治療は、コロニー形成、浸潤、および腫瘍球発生の減少およびCRC細胞の発がんKRASシグナル伝達カスケードを通じて、効果的にCRC細胞をセツキシマブに再感知した。

したがって、セツキシマブ療法の前に4-AAQBで細胞を誘導すると、KRAS突然変異体を再感作する可能性があるが、野生型ではない細胞はセツキシマブに再感作する可能性がある。

われわれは、4-AAQBがKRASを阻害することができると仮定した。KRAS変異型CRC患者とKRAS野生型CRC患者の一般に入手可能なGEO（GSE66548）データセットのシリコ分析では、

miR-193a-3pが後者の患者集団と比較して前者で有意にダウンレギュレートされていることを確認した。

miR-193a-3pの過剰発現は、両方のCRC細胞の発がん性をかなり低下させた。さらに、KRASはmiR-193a-3pの主要なターゲットです。

4-AAQBとセツキシマブの組み合わせによる生体内治療は、異種移植マウスモデルの腫瘍負担を有意に減少させ、発がんマーカー（EGFR）およびp-MEK、p-ERK、およびc-RAF/p-c-RAFシグナル伝達を、血漿中のmiR-193a-3p発現の同時誘導を通じて減少した。

要約すると、われわれの知見は、KRAS変異CRC細胞に対する4-AAQBの治療効果に関する強力な証拠を提供する。さらに、4-AAQBは、CRC細胞におけるラスのシングングを効果的に阻害し、その結果、KRAS変異CRCをセツキシマブに再感作することができる。

ヨーロッパ パブメド セントラル (EUROPE PMC)

生物医学研究の何百万もの作品が含まれているオープンアクセスリポジトリ。2012年11月1日ま

で、英国パブメドセントラルとして知られていました。

アントロディア・シンナモメア（ベニクスノキタケ）から「4-アセチルアントロキノノールB（4-AAQB)」は、肝がん幹細胞に対する樹状細胞の免疫機能を高める。

要約

アントロディア・シンナモメアの菌糸体から分離されたユビキノン誘導体である「4-アセチルアントロキノノールB（4-AAQB）」の機能を、肝臓がんの免疫療法において調べた。

4-AAQBは、肝がん幹細胞関連の症状を阻害し、樹状細胞の抗腫瘍能力を活性化できることを発見した。

具体的には、4-AAQBは、EpCAM、AFPおよびHepG2細胞の関連経路を阻害することができる。また、βカテニンの発現を著しく低下させ、腫瘍原性を阻害し、免疫脱出関連サイトカインの分泌を減少させる。

さらに、4-AAQBは、免疫細胞の増殖を刺激し、未熟樹状細胞のエンドサイトーシスを促進することができる。

EpCAM+HepG2細胞と共培養した未熟樹状細胞の4-AAQBは、肝がん幹細胞および樹状細胞の表面上でMHCクラスIおよびIIの発現を増強し、免疫活性化に関連する樹状細胞およびサイトカインの共刺激分子CD80の発現を増加させた。

結論として、アントロディア・シンナモメアの4-AAQBは、肝がん幹細胞に対する樹状細胞の免疫機能を増強することができ、肝がん予防および免疫療法に使用される可能性を有する可能性がある。

科学技術総合リンクセンター
J-GLOBAL

J-GLOBAL（科学技術総合リンクセンター）は、科学技術振興機構（JST、Japan Science and Technology Agency）が運営する研究者情報、文献情報、特許情報、研究課題情報、機関情報、科学技術用語情報、化学物質情報、資料情報等の総合的学術情報データベース。

「4-アセチルアントロキノノールB（4-AAQB）」は転移依存性シグナリング経路及びVEGF生成の封鎖により肝がん細胞の腫瘍増殖及び転移を抑制

する内容が掲載してあります。下記はURLアドレスです。コピーしてグーグルかヤフーにて貼り付けて確認をしてください。

Antrodia cinnamomea（牛樟芝）から分離した「4-アセチルアントロキノノールB（4-AAQB）」（4AAQB）について、人肝がん細胞株HepG2及びHuH-7を用いて、増殖、細胞周期及び転移への効果をin vitro及びマウスによる異種及び同種移植モデルでin vivoで調べた。

4AAQBはHepG2細胞の増殖を阻害し（IC50=0.57μg/mL）、HuH-7細胞も同様に阻害した（IC50=0.37μg/mL）。

4AAQBによりHepG2細胞のG0/G1相は増加し、S相は減少した。マウスの側腹部にHepG2細胞及びHuH-7細胞を皮下注入後、4AAQBを腹腔内投与した場合、両モデルで腫瘍増殖は抑制され、HuH-7細胞に於けるROCK1発現が減少した。

4AAQBは肝がん細胞増殖に重要なシグナリング経路であるPI3K、Akt、mTOR、p70S6K及びERKのリン酸化を抑制し、抗がん活性はこれらの経路と関連していた。

4AAQBはHuH-7細胞に於ける血管内皮増殖因子（VEGF）の遊離を濃度依存的に抑制し、Rho

及びRac1の活性化も阻害した。in vitro（試験管内）でHuH-7細胞遊走は4AAQBにより阻害され、invivo（生体内）で肺転移が減少した。4AAQBは肝細胞がん治療に有用と考えられた。

「4- アセチルアントロキノノール B（4-AAQB)」の歩み

2014年

「4-アセチルアントロキノノールB（4-AAQB)」は、翻訳依存性のシグナル伝達経路とVEGF産生の遮断を介して、腫瘍の増殖と肝細胞がん細胞の転移を抑制することを発見しました。

2015年

「4-アセチルアントロキノノールB（4-AAQB)」は、結腸直腸がんの腫瘍形成を阻害し、がん幹細胞のような表現型を抑制することがわかりました。

2016年

牛樟芝の環前駆体としてオルセリン酸を用いたポリケチド経路を介したアントロキノノールと「4-アセチルアントロキノノールB（4-AAQB)」の生合成に成功。

2018年

「4-アセチルアントロキノノールB（4-

AAQB)」によるベータカテニン／TCト1／STAT3シグナル伝達軸の破壊は、invitro（試験管内で）およびinvivo（生体内で）で神経膠芽腫細胞の腫瘍形成およびがん幹細胞様特性を阻害します。

2018年

「4-アセチルアントロキノノールB（4-AAQB)」は、リポ多糖によるサイトカイン放出を阻害し、MAPKおよびNFkappaBの抑制により敗血症を緩和します。

2018年

牛樟芝の「4-アセチルアントロキノノールB（4-AAQB)」は、肝がん幹細胞に対する樹状細胞の免疫機能を強化します。

2018年

「4-アセチルアントロキノノールB（4-AAQB)」は、hsa－miR－324の再発現を誘導することにより、SOD2で増強されたがん幹細胞様の表現型と結腸直腸がん細胞の化学療法抵抗性を抑制します。

2020年

「4-アセチルアントロキノノールB（4-AAQB)」は、シミュレートされた微小重力モデルでオートファジー経路を阻害することにより破骨細胞形成を阻害します。

2020年

キノコベニクスノキタからの生物活性成分に応答したMCF－7乳がん細胞におけるNF－【式：テキストを参照］Bシグナル伝達およびWnt／【式：テキストを参照H】テニンシグナル伝達。

2021年

「4-アセチルアントロキノノールB（4-AAQB)」は、小胞体ストレスとNLRP3インフラマソーム活性化の抑制により非アルコール性脂肪性肝炎を改善します。

2021年

「4-アセチルアントロキノノールB（4-AAQB)」は、トリプルネガティブ乳がん細胞におけるCDK2／CDK4発現の抑制を介して、DNA損傷応答シグナル伝達とアポトーシス

を誘導しました。

参考資料1

「肝細胞の増殖を促進する牛樟芝菌糸体活性物質」国際発明展で多くの賞を受賞

究極の菌糸体エキス

4-アセチルアントロキノノールB

がんを治した人たちが標準治療を受けながらしたこと

2021年12月27日 初版第1刷発行

監　修　周東 寛

著　者　松澤 正博

発行所　I C I.

東京都豊島区千早3－34－5

TEL &FAX 03－3972－8884

発売所　星雲社（共同出版社・流通責任出版社）

郵便番号112－0005　東京都文京区水道1丁目3－30

TEL 03－3868－3275　FAX 03－3868－6588

印　刷
製本所　モリモト印刷

ISBN978－4－434－29888－2 C0047

定価はカバーに表示してあります。